U0130166

名家书法技法丛书

启功体硬笔书法技法训练·楷书

文阿禅　编著

嶺南美術出版社

中国·广州

图书在版编目（CIP）数据

启功体硬笔书法技法训练. 楷书 / 文阿禅编著. —广州：岭南美术出版社，2009.9(2020.9重印)
(名家书法技法丛书)
ISBN 978-7-5362-4143-5

Ⅰ. 启… Ⅱ. 文… Ⅲ. 硬笔字—楷书—书法 Ⅳ. J292.12

中国版本图书馆CIP数据核字（2009）第133203号

出 版 人：李健军
丛书策划：刘向上
责任编辑：刘向上 彭 辉
责任技编：陆建豪 许伟群

启功体硬笔书法技法训练——楷书
QIGONGTI YINGBI SHUFA JIFA XUNLIAN——KAISHU

出版、总发行：岭南美术出版社 网址:www.lnysw.com
(广州市文德北路170号3楼 邮编：510045)
经 销：全国新华书店
印 刷：广东省教育厅教育印刷厂
版 次：2009年9月第1版
2020年9月第7次印刷
开 本：889mm×1194mm 1/16
字 数：150千字
印 张：10
印 数：18001—21000册
ISBN 978-7-5362-4143-5

定 价：38.00元

目　录

序　言

当代书法大师启功先生的书法结构严紧，瘦劲优雅，深受人们的喜爱。因为启功先生的楷书、行书、草书都形成了独特的风格，而被人们亲切地称为启功体。

启功书法不仅深得传统书法的精华，而且其点画结构脉络清晰，铁画银钩，中规入矩，瘦劲通神，这种风格特别适合用硬笔来表现。如果经常用硬笔临习，久而久之可以达到胸有成字，挥笔如意。要是再深入遍临古今名碑名帖，就不难渐入书法堂奥。不过，由于启功先生没有着意去创作硬笔书法，所以硬笔书法作品很少。于今遗存下来的一些硬笔书法作品，又大多是一些行草书信；虽然写得十分优美，具有很高的艺术价值，但是很难找到楷书、行书、草书之间的通变规律，给初学启功硬笔书法的朋友增添了学习上的难度。

就因为这个原因，笔者多年来在进行启功体毛笔书法教学与创作的同时，还坚持用硬笔来表现启功书法的风格，并研究如何用硬笔来书写启功体，以便给启功体硬笔书法爱好者提供学习上的帮助。

毛笔和硬笔（包括钢笔、圆珠笔、木芯笔等），因为材质与制作的不同，软硬有别，所以书写的方法、用笔的技巧自然就大不相同。笔者在编写这套启功体硬笔书法训练丛书时，注意了以下三个方面的特点：

（1）采用了相同的格局和方法对启功体硬笔楷书、行书、草书进行解说，这样有利于启功体硬笔书法爱好者了解启功体硬笔楷书、行书、草书三者之间的异同和内在联系，从而更好地去把握启功体硬笔书法的整体特征。

（2）安排了大量用硬笔书写的启功体例字，这对于启功体硬笔书法爱好者形成整体的硬笔书法风格是大有好处的。

（3）收集了部分启功书法墨迹单字，供广大启功体硬笔书法爱好者学习参考，并由作者用钢笔作了临习示范。

当然，笔者深知，启功书法是“字内”精湛的技巧和“字外”高深的修养相结合的最佳体现，非我等可以企及。所以，尽管笔者牢记着启功先生的那种认真负责的治学精神，竭尽全力，用心揣摩，所写硬笔书法仍不尽人意，祈请各位专家和启功体书法爱好者多多指教，希冀能再有寸进。

是为序。

文阿禅

二〇〇六年十月于广州

第一章 启功体硬笔书法整体风格的把握

我们知道启功先生各个时期的书法作品风格是不尽相同的。如果我们把各个时期的作品都当做范本去学，势必会因为风格不统一，学习起来就会难以把握一种基调，花的时间也就更多了。所以，就初学者而言，在把握好启功体硬笔书法的整体风格之后去学习，会有事半功倍的效果。

（一）硬笔书法的艺术特征

首先，我们来谈谈硬笔书法艺术。

自有汉字以来，硬笔的书写就产生了。汉字产生之初，毛笔可能还没有出现。用来写字的一切硬的工具，我们都可以泛称为硬笔。所以，自古以来，硬笔书法就无所不在。中国书法是以汉字为表现对象的，是一种纯线条的艺术，它除了作为语言载体的实用性外，还具有造型性、抽象性和抒情性。因此，用硬笔来表现汉字的书写艺术，就被广泛地称为硬笔书法艺术，它同样具有中国书法的四个特性。当然，没有汉字，就没有书法艺术，也没有硬笔书法。

对于硬笔书法的本质特征，如果从当代多个学科的多种角度去审视、研究、考量，我们可以得出许多不同的结论。目前公认的说法是，硬笔书法虽然看似简简单单，但因为它和毛笔书法一样，都是把具有准确的形体结构的汉字来作为表现对象，所以它应当被视为一门独立的艺术形态，同样具有多质性，即艺术形态的综合性。

在当代，探讨硬笔书法艺术的性质，把握硬笔书法艺术形态的基本特征，大都是从表现形式和深层意蕴这两个方面来展开的。但总的来说，硬笔书法同样具有毛笔书法一样的书法艺术本体的四大基本特征，即实用性、造型性、抽象性和抒情性，而实用性更为突出。

（1）硬笔书法的实用性

近现代以来，硬笔广泛使用，汉字的书写艺术变得更为容易表现。由此，硬笔书法的实用性也就得到了广泛的重视。人们在学习、生活和工作中使用硬笔的机会非常多。就是在科技日益发达、计算机日益普及的今天，硬笔仍然是少不了的。所以，现在的青少年，不要因为自己不想用功练字，而用计算机作为借口来否认练习硬笔书法的必要性。不管将来用什么工具，手写文字是永远也不可能消除的，所以最好还是及早练习硬笔字，免得将来遭遇种种尴尬。

（2）硬笔书法的造型性

中国书法，如果就其构成的形式来看，是一种空间的艺术；就其存在的状态来看，是一种静态的艺术；就其表达形式来看，是一种视觉艺术。所以它具有空间造型艺术的基本特征，这是大多数人都认同的。

不管硬笔还是毛笔，创作出来的书法作品都具有这个特征。但，中国书法又是一种最为特殊的空间艺术。也就是说，我们中国书法的这种纯粹由“线条”构成的艺术，是不同于世界上任何一种艺术门类的。这些积点成画、积画成字的线条在书法作品中交错分布，形成许多不等边的空间状态，表露出种种外发的张力，造成了大大小小的具有节奏感的空间。就单字而言，一个字就是具体的一个小空间。字与字、行与行也互相构成相对的空间，整幅作品则构成一个由诸多小空间组成的更大的空间。这些空间的美与不美，又与各种书体的基本点画特征和书者的书写技巧与艺术修养有关。人们通过各种技法和方式来书写汉字，并且将这些大小各不相同的实体的汉字进行排列组合，字与字之间形成一个一个的小空间，然后凭着自我的感觉再加以协调，使之成为一个风格统一的整体。虽然表面上看起来，书法作品中的诸多点线只是静止在同一个平面，由字与字互相交错而成的大空间里，但由于书写者运用了各种各样的技巧或变化的用笔来构成各个不同的字形结构，加上书写过程中的偶然性、运笔的力量、书写的速度，以及书写者的情绪变化造成不同效果。这就很自然地把单个汉字的大小不一的造型（小空间）流露于一幅作品的整个空间，从而形成了一个充分体现造型美的大空间。我们把单个字的小空间和整幅作品的大空间的构成形式，称为书法的章法。而单个字的造型，会直接影响整个章法的处理。

（3）硬笔书法的抽象性

和毛笔书法一样，硬笔书法艺术同样以汉字为载体。说它具有抽象性，并不等于中国的书法就是一门抽象的艺术。这只是因为它在精确表现文字本身的意义之外，人们还能从书写文字时的运笔、线条与结体和整幅字的意态、神韵、章法与幅面大小等方面可以想像出不同的美来。所以，我们说硬笔书法具有抽象美，主要是因为它能让欣赏者产生“像”的联想，生发出各种不同的情绪或者感觉。如果说在书写汉字时“立像以尽意”，那么“得意而忘像”就是我们在欣赏书法作品时瞬间所得的一种感受。这就是一种抽象的美。

（4）硬笔书法的抒情性

硬笔书法艺术创作，最重要的是在一幅书法作品的有限空间里通过汉字这个载体，由书写者通过各种各样的线条组合，来表现某种莫名情绪或者状态。在当代，书法的“抒情性”已上升到书法的审美范畴。人们在欣赏书法作品时，通过书法作品表现出来的精神、意趣来感受一种不可言状的美。这种美，就是一种由“抒情性”衍生出来的美感。这就使得书法创作者，不仅要重视书法线条和结构的锤炼，而且还要着意在作品中表现情绪；否则，创作出来的作品就索然寡味了。

（二）用硬笔来表现启功体的当代意义

让更多的人来了解启功书法，使更多的人认识到用硬笔同样能够写出俊逸多姿的启功体书法作品来，从而引导更多的人去重视中国书法的传统。这就是笔者多年来努力研究用硬笔来表现启功书法风格的目的。那么，为什么不引导人们去更多地了解王羲之或者其他古代书法家呢？原因除了古代书法家的技法书已经随处可见以外，笔者以为，启功先生在当代可以说是一本见得着的“大书”，而启功书法也是见得着的让汉字达到了极致的一种大美的书法风格，自然会有一种现身说法而能够容易被大众接受的好处。启功书法瘦劲优美，有硬笔书法的审美特征，加之通过启功先生多年的锤炼，其表现技法已经十分完备，其美学理论也已自成体系，宜于学习和借鉴。另外，启功先生书法创作技法的完备，使得启功书法作品具有持久的可欣赏性；而启功先生传统文化底蕴的宽深，又使得启功先生的书法作品具有浓厚的书卷气，即耐读性。还因为时代的关系，启功先生的书法作品在章法上又具有古人无法可比之处；实在是出于古人，而又在诸多方面已经超越古人。在当今中国书坛一片浮躁的大背景下，我们主张青少年去学习启功书法，不仅是因为启功书法继承了中国传统书法的精华，更重要的是启功书法是他们能够见得着的把汉字的美表现得十分出色的一种书法风格，它可以使青少年相信，中国的汉字是可以写得十分优美而且有艺术价值的，也可以增强他们学好书法的信心。

当然，启功体书法只是异彩纷呈的书法风格中的一种风格。不过，因为启功体书法既有深厚的传统书法根基，又有很强的时代意识，更因为它表现出了一种前无古人、后无来者的书法艺术的大美，很好体现了中华民族的智慧和精神，所以它适合广大的书法爱好者学习。

美术如美人，见者悦且欣。人心有善否，善者人所友。群众真裁判，喜闻而乐见。香花金玉重，烂草生土贱。得朋贵在良，择书戒在乱。敬告买书人，贪多难尽看。美术杂志中，此为好伙伴。读者常批评，编者心同愿！

《美术之友》杂志征题：一九九〇年八月 启功

启功先生毛笔楷书作品

（三）如何用硬笔书写启功体

通过欣赏启功先生的书法作品，笔者以为，这需要从以下两个方法来着手。

（1）把握点画的力度，要刚柔相济、圆润流畅。切忌点画扭捏，似龙飞凤舞，实外强内弱。解决的办法是点画写到位，从容写来，不心急，提按与转折处交代清楚。掌握启功书法的一些体现个人特点的点画写法和笔画形态。

（2）把握好字的结构，瘦劲优美，气韵生动。偏长的体态下的点画，偏旁部首和各局部的安排要有条不紊，把来龙去脉交代清楚，不掩不饰，自然流畅，体现一种从容不迫、落落大方的气度。

笔者认为，毛笔书法贵在点画有粗有细而结构瘦劲得体；硬笔书法则贵在点画有刚有柔，而结构舒展有度。如果硬笔书法在创作上还重在表现瘦硬，那么其效果则是索然寡味的。所以，我们宜在取法启功毛笔书法点画和结构的同时，去做一番变通的功课，使启功体硬笔书法表现出刚柔兼备的效果。

值得注意的是，硬笔书法由于工具的不同和用途不一样，我们在书写的过程中，点画和结构不能一味地模仿启功先生的毛笔书法的效果，尤其是在进行实用的横式书写的时候，一些点画不宜写得太长，如长撇、长捺，而结构也不宜写得太长太瘦，以免影响文字的左右布局和硬笔书法的行气。

第二章

硬笔的选用与学习方法

书写工具的选择是十分重要的。但由于硬笔书法可用的工具很多，在这一部分里，我们只就常见的几种硬笔，作了书写效果的示范。

要想学好硬笔书法，方法是最为重要的。方法得当，能够事半功倍；方法不对，就可能事倍功半，甚至一点效果也没有。

（一）硬笔的选用

硬笔书法的实用性很强，而且可供硬笔书法创作的工具也多种多样。常见的有圆珠笔、普通钢笔、弯头钢笔、水彩笔、记号笔等。

在用这些硬笔进行硬笔书法的创作时，整幅字的布局就显得很重要了，我们称之为“章法”。有的书法爱好者平时单个字写得还不错，但写成一幅作品就不好看了，原因就是章法没有处理好。一幅好的硬笔书法作品，应当具备两个突出的特征：一是精熟的笔墨技巧所表现出来的一种线条的美，二是优美的单字结构和恰到好处的布局。不过，硬笔书法主要以实用的横式书写为主。如果不是进行硬笔书法创作，传统的毛笔书法的竖式章法就很少有机会去考虑了。

下面，我们分别用不同的工具作如下的书写示例，供广大的硬笔书法爱好者参考。

（1）圆珠笔

由于圆珠笔携带方便，书写流畅，是人们常用的书写工具之一。书写时，运笔的速度不宜太快，要沉稳有力，以增加点画线条的力度与凝重感，避免漂浮。

向晚意不適，驅車登古原。
夕陽無限好，只是近黃昏。

（2）普通钢笔

这也是人们喜欢用的一种书写工具，较之圆珠笔，点画线条能有粗细变化。运笔时注意用力的轻重缓急，着纸的力度不宜太大，尽量写出圆润流畅的效果来。

寒来暑往，秋收冬藏，
閏餘成歲，律呂調陽。

江月去人只數尺風燈照
夜欲三更沙頭宿鷺聯拳
靜船尾跳魚撥刺鳴
杜少陵詩 阿禪

普通钢笔书：杜少陵诗一首

（3）弯头钢笔

这种笔适合写比较有个性的且有粗细变化的字。如果注意执笔和利用笔尖的各个侧面，可以写出类似于毛笔书法的效果来。

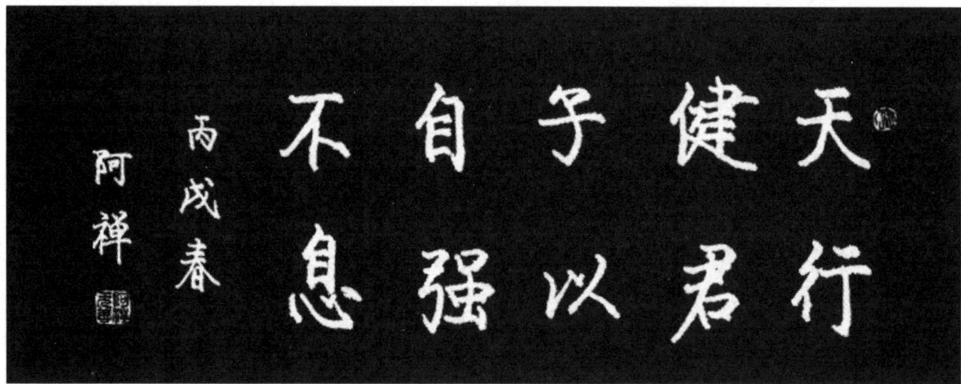

弯头钢笔书：天行健君子以自强不息

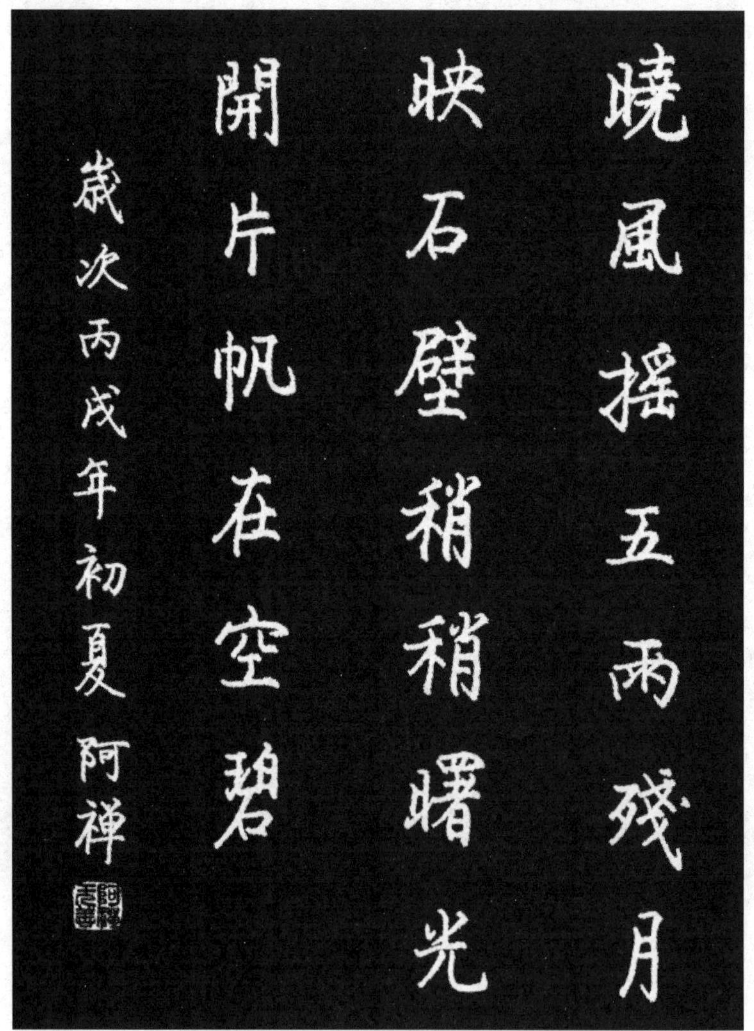

弯头钢笔书：晓风摇五雨　残月映石壁　稍稍曙光开　片帆在空碧

（二）学习方法

要想学好硬笔书法，其方法是最为重要的。方法得当，能够事半功倍； 而方法不对，就可能事倍功半，甚至一点效果也没有。

选定启功体临摹的范本

一般来说，书法爱好者在动手临摹之前，首先要确定好用来临摹的字帖或范本。启功书法具备纯正而丰富的法度，可以作为人们学习的范本。但由于启功书法各个时期的风格不尽相同，所以，我们要选择一种喜欢的，并且与自己的审美观、性格和书写习惯大致相同的启功书帖来作为范本；而不要选择那些自己不大喜欢的某个时期的书帖，那样是很难“写得像”的，也会影响学习的热情。

范本选定好了，如果再勤于练习，就会慢慢有进步的。

根据启功墨迹单字总结规律

临摹名家名帖，如果能写出酷似原帖的单字，再现原帖的整体风格，而达到形神兼备的效果，就进入了临摹阶段的最高境界。

初学启功书法，我们首先必须在临摹之前，要花时间读帖。对着选定的启功书帖作细致的揣摩，理解其点画的来龙去脉，单字的大小疏密，浓淡枯润；结构的平衡变化，参差呼应。这是临帖的准备工作，也是“临摹得像”的基本保证。

其次，在我们临摹训练的过程中，要从点画细微处着手，从整体风格上的大处着眼，既把握其形，又不失其神，才是我们在初学阶段最为重要的目的。

加强整幅启功书法作品的临摹

在学习启功书法的过程中，如果只是一味地去练习点画和单个字，是不利于硬笔书法的整体水平的提高的。我们要经常对照一些启功书法精品进行整幅临摹。这对于用笔技巧的加强，整体气势与章法的把握都有好处，为今后的硬笔书法创作打好坚实的基础。

对选定的范本进行临摹时要注意的问题

初学者在学习的过程中，常常会出现类似下面的问题：

1．犹豫不决。许多书法爱好者在自己选定字帖以后，往往会听到一些人说自己选的这个帖不好，并建议选择某家某帖等等。因为不能坚守自己的选帖决定，对自己该不该花时间去临习自己选定的字帖还犹犹豫豫，造成反反复复换帖。结果，时间花了很多，而一点效果都没有。

2．自作主张。这对于初学者来说也是不可取的。因为，一开始就对自己选定的范本进行“自以为这样写更好”的“改造”，这样势必造成既临不像，又无益于加强基本功。结果，写来写去还是自己原来的那个“自由体”。

3．三心二意。学习书法，贵在坚持，切忌三天打鱼，两天晒网。我们只有不断地练习，才有进步的可能。这是每一个启功体书法爱好者应当注意的问题。

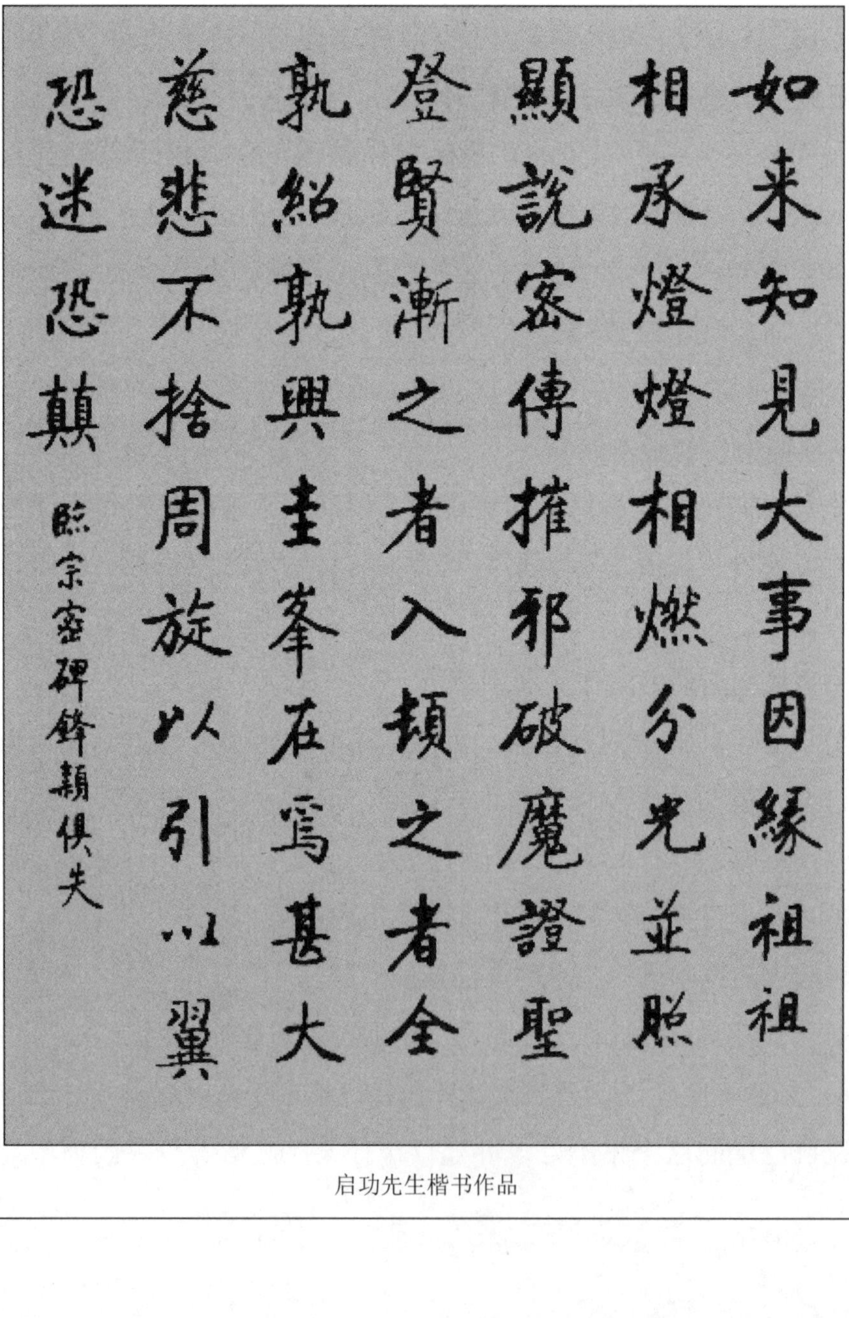

启功先生楷书作品

第三章
启功体硬笔楷书基本点画的写法

中国的汉字有成千上万，结构变化丰富多彩。但这些汉字都是由几种形态的笔画按照一定的结构规律组合而成的。所以，我们如果在注意结构安排的基础上，先掌握一下基本笔画的书写方法，就会有助于更好地表现结构的神采，从而提高硬笔书法的书写水平。笔画和结构是相互依存的，我们必须从一开始就有一个明确的认识。

1．长横：从左上方向右下方切入笔，稍按后向右匀速行笔，线条厚实而平稳，至横末向右下稍按。整个长横略带斜势。

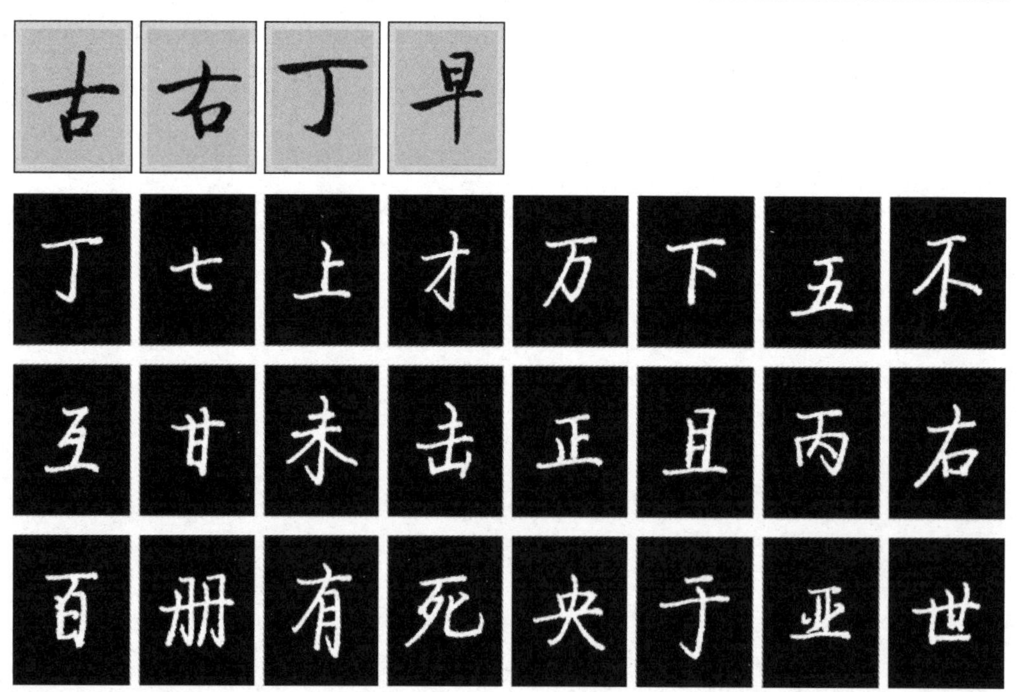

2．短横：书写方法和长横基本相同，只是笔画较短些。

工 仁 正 信

三 井 夫 无 专 牙 末 左

在 拜 夹 至 奉 其 毒 歪

老 再 共 本 天 王 土 去

3．悬针竖：起笔从左上方向右下方稍按，然后往下匀速行笔，出锋爽利，整个笔画要直而有力。

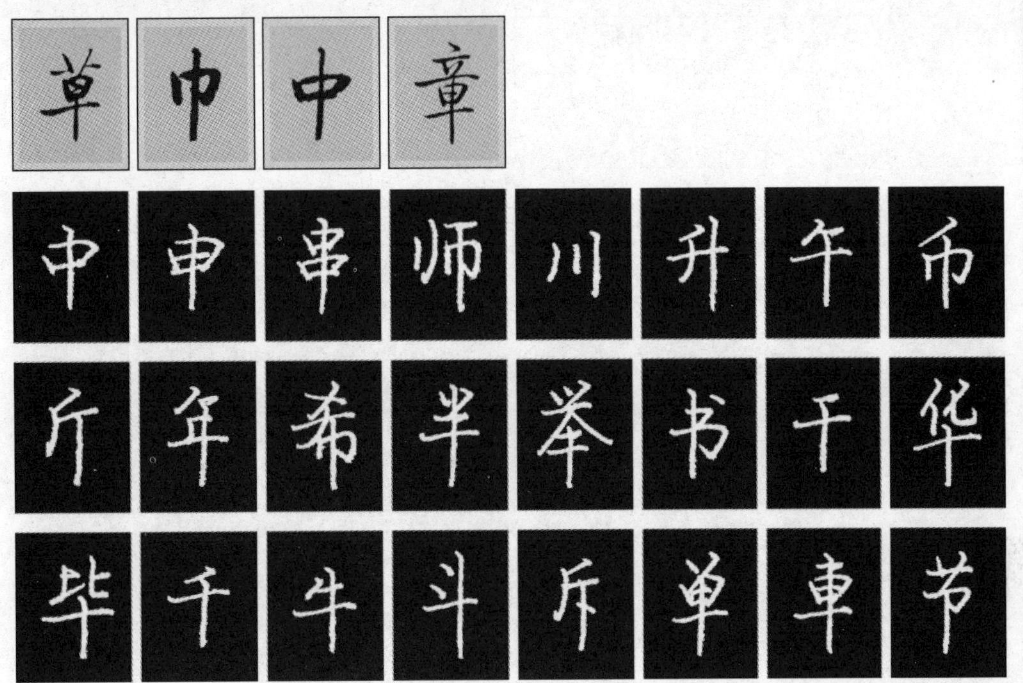

4．垂露竖：从左上起笔向下切入按笔，后往下匀速行笔，至点画结束处再向下稍稍按笔，提起。

收　其　阮　矩

旧　临　非　将　畅　下　不　未

佳　协　十　朱　归　别　竖　杜

竖　难　帆　幅　框　偶　蜚　顺

5．长斜撇：从左上起笔向下切入按笔，匀速往左下行笔，至点画的三分之二处迅速撇出。

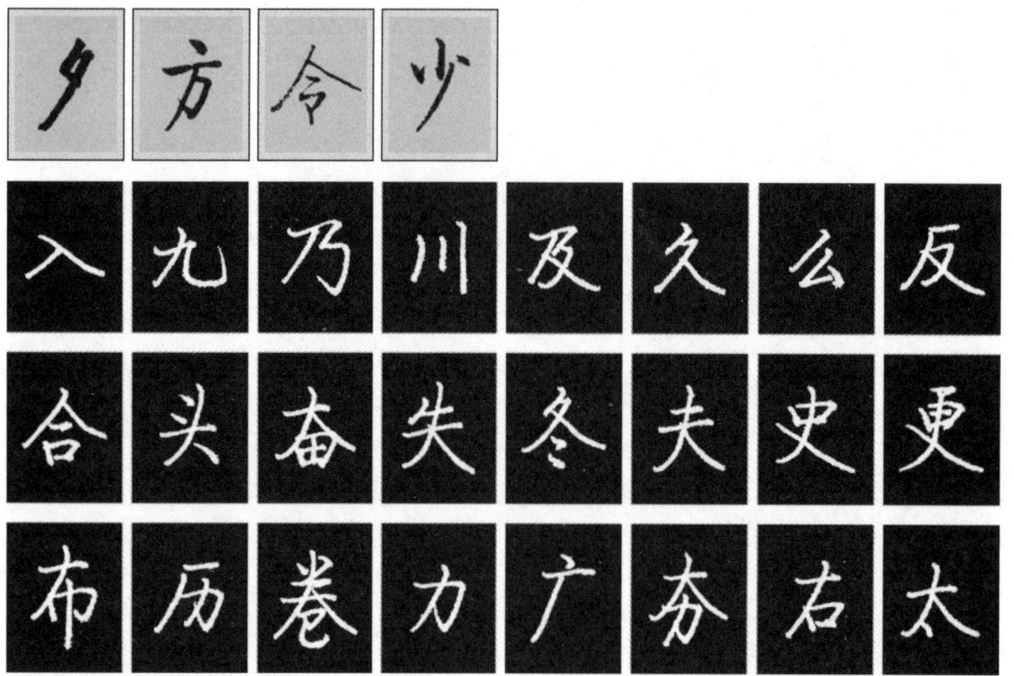

6．短斜撇：书写方法大致与长斜撇相同，只是长度相对较短。

自 仕 名 従

气 午 鸟 向 白 复 疑 告

乌 生 年 珠 每 舞 卵 留

卯 龟 各 色 务 处 债 备

7. 平撇：点画的长度与短斜撇差不多，但写得要比短斜撇要平，而且大都在字头。

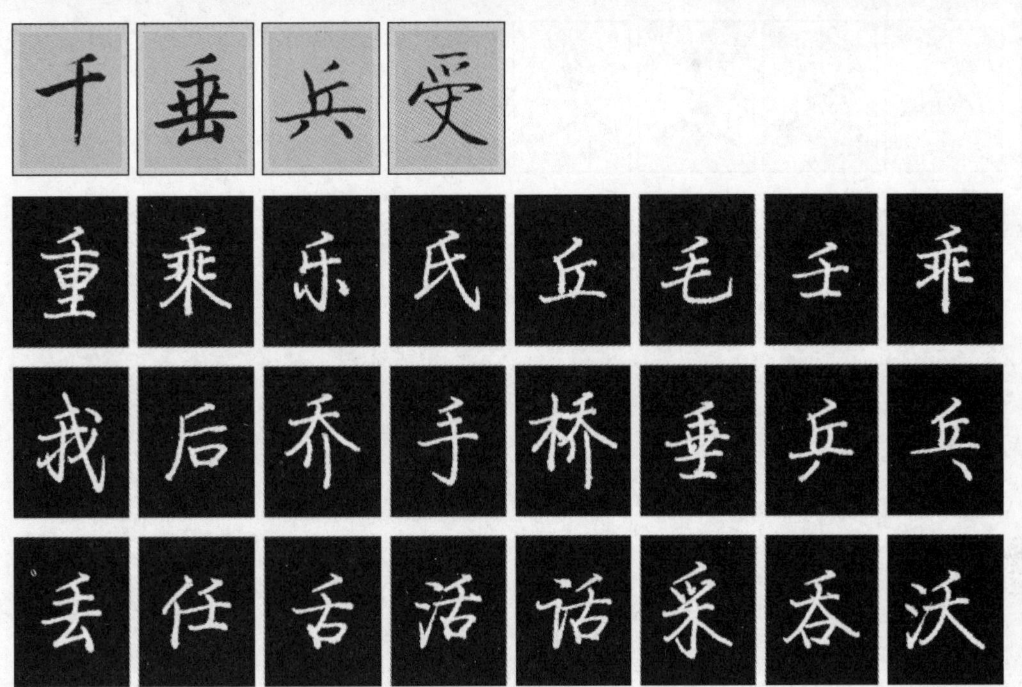

8. 竖撇：从左上方起笔向右下方切入按笔，往下直行，至中段以下处转笔向左下方出锋收笔。

周 肥 服 研

丹 舟 用 月 册 兆 判 肃

开 井 叛 卉 爽 寿 唇 异

居 展 齐 朋 胜 斤 尾 户

9．斜捺：从左上方起笔向右下方切入，迅速往右下行笔，至快收笔处稍稍按笔后，转笔向右下方出锋收笔。

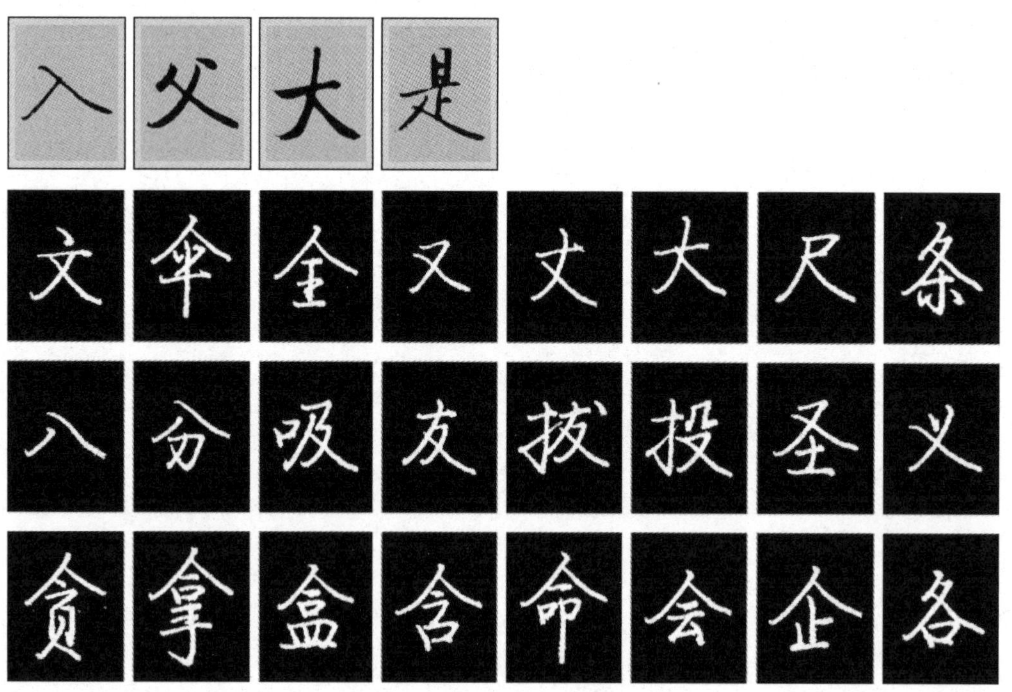

10．平捺：书写方法大致与斜捺相似，但平捺通常都在字的底部，要写得比斜捺平。

造 連 道 超

处 之 辶 进 还 迁 过 边

迷 送 逝 逗 速 途 迫 适

追 造 递 逢 逼 遇 遗 连

11．左点：从右上方向左下方行笔，行笔由轻而重，运笔速度由快到慢，收笔时稍稍按笔。

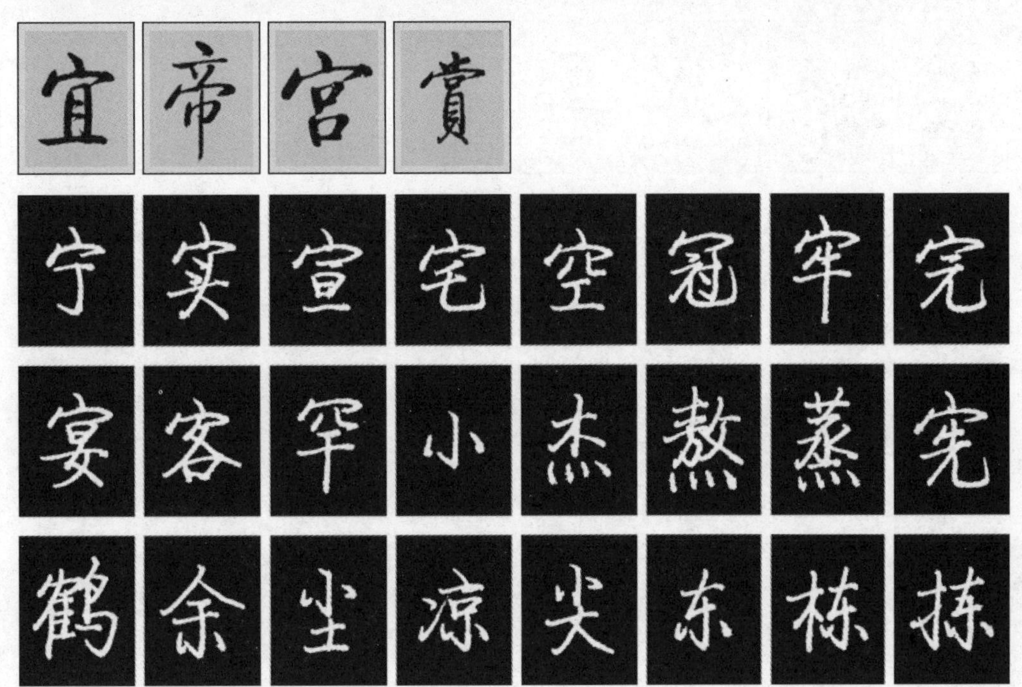

12．右点：露锋起笔，速度稍快，向右下行笔，逐渐加重用笔力度，至结束处稍按收笔。整个笔画写得短而小。

真 洪 無 能

亦 匀 亲 书 原 卜 供 以

苏 办 烈 泰 则 负 景 少

索 系 京 下 只 尘 慕 矣

13．挑点：从左上方向右下方切入，稍稍按笔后向右上方快速挑出，收笔时出锋。

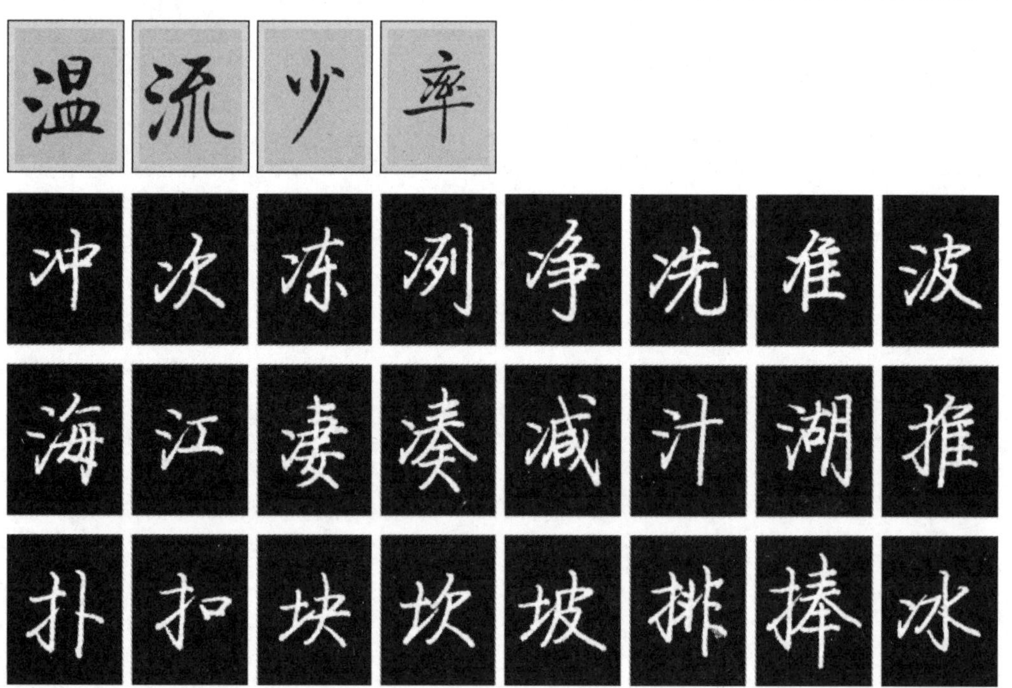

14．横钩：起笔切入右行，至钩处稍按，然后转笔向左下迅速钩出，钩要写得短小而尖。

軍 堂 宣 勞

宝 买 卖 冠 寇 空 军 罕

宣 宜 冗 写 农 冥 冤 寓

害 宾 家 寨 宕 虑 赛 宰

15．竖钩：从左上方起笔向右下方切入笔，直向下匀速行笔，至竖末处笔稍按后转笔向左上方迅速钩出，钩不宜写得太长。

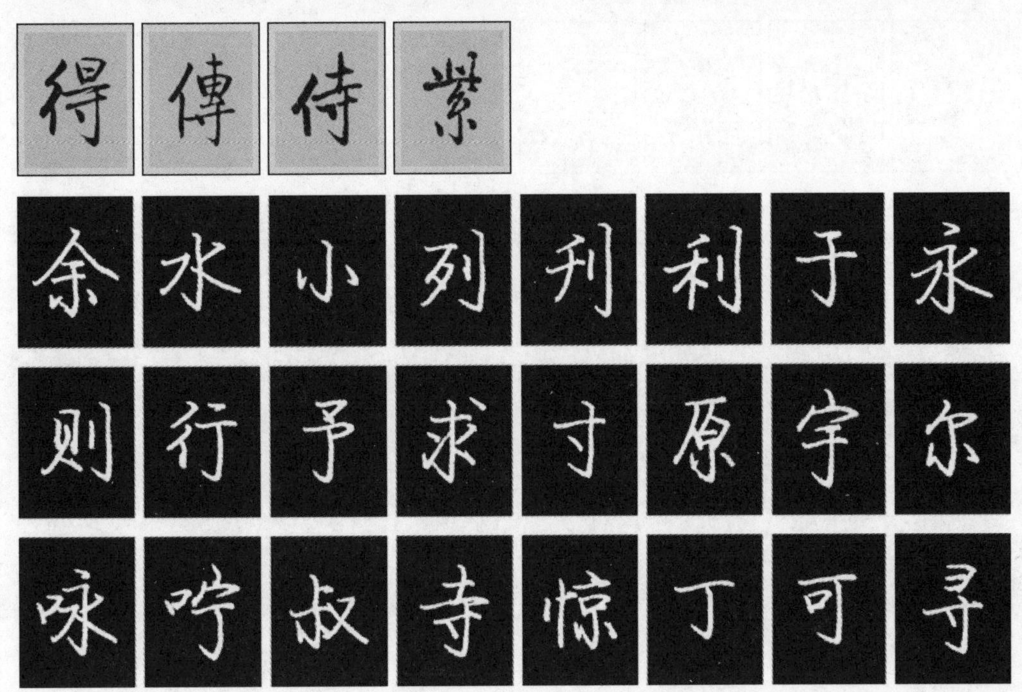

16．竖弯钩：前段如写竖，转折处往右行笔，注意不弯处写得圆润流畅。

見 宅 已 色

儿 皃 毫 色 电 電 乱 亂

礼 鬼 老 孔 克 毛 况 完

见 見 现 現 尧 晓 寃 池

17．横折弯钩：横呈一定斜度稍按笔，匀速右行，渐行渐快。收笔稍按后，再写第二笔。第二笔先向左下再转向右下行笔，成弧形，顿笔向上出锋成钩。整个笔画须用力沉稳。

丸 孰 飛 氣

凡 风 凬 气 氣 九 仇 旭

瓦 瓶 梵 甄 瓷 飒 飒 抗

飘 飄 肌 讥 风 凯 凭 鸠

18．横折与竖折：这两种笔画的写法大致相同。线条要讲究凝练，横和竖宜有一定的斜度。

巨 匠 回 自

日 且 自 田 皿 四 回 由

目 甲 猛 医 山 幽 函 凼

画 凶 凹 凸 出 戕 驱 曷

第四章

启功体硬笔楷书偏旁部首的写法

在掌握一定的结构规律和点画书写的方法之后，可着手偏旁部首的练习。它好比是计算机的部件，只有先把零部件造好，然后才能合理装配成优质的计算机。在练习偏旁部首时，力求准确，掌握了一个偏旁部首的正确写法，就能写好一批字。相反，写得不好也会影响一批字。

1．两点水：在上下两点中，上面右点略小，下面的挑点略大。右点略静，挑点略动，且两点不要写在一条直线上；右点可略靠右，挑点可略靠左，形成错位的感觉。

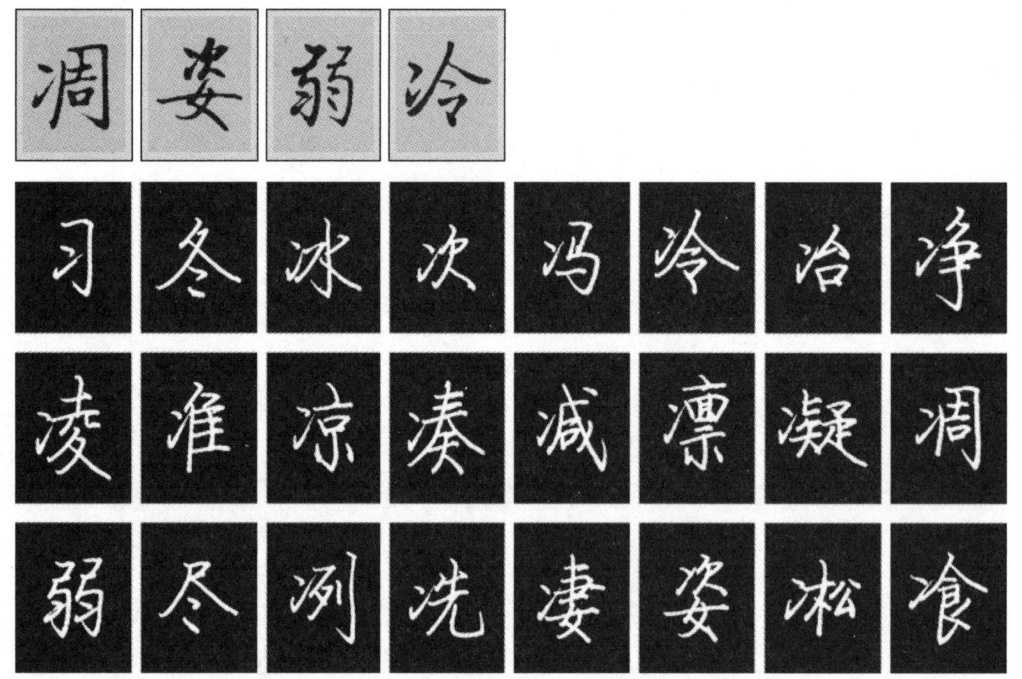

2．三点水：这三点之中，第二点略偏左，使三点呈弧形状，也可以根据字形的需要形成自右上向左下的斜势，上两点略紧，下两点之间略松。总之，不宜将三点写在一条直线上。

漁 流 漠 沈

汉 汗 江 汕 汐 汝 汪 泛

沅 沐 汰 沥 沏 沌 沙 池

汾 沃 汽 没 泸 沉 沁 沂

3．单人旁：撇画取斜势，略带一点弧度，行笔要果断有力；竖画起伏要轻快，渐重向下行笔，收笔时略按后提笔。竖画一般从撇的中段略偏下处落笔。单人旁可撇短竖长或撇长竖短。

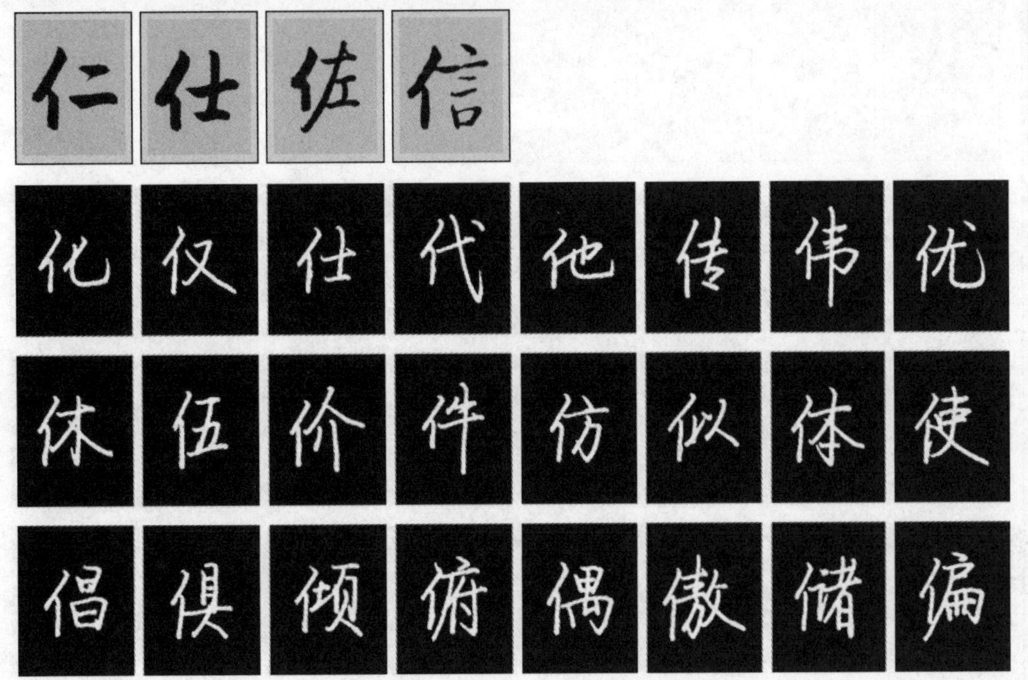

4．双人旁：第一撇稍短略直。第二撇从第一撇的中间稍下处起笔。形体略长而带有一定的弧度，两个撇画切忌写成一样长短。竖从第二撇的中部偏下处起笔，用垂露竖，力求挺健。

従 彼 街 徽

行 彷 往 径 待 徊 律 很

徐 徛 徘 得 徨 循 衔 徜

徙 徒 徇 復 衙 徭 徯 徬

5．提手旁：短横取平势、仰势均可。竖画行笔要匀速而有力。竖钩写在短横的中部略偏右的位置，短横处在竖钩中部偏上的位置，使竖钩上短下长。挑画出锋时要与右边笔画相呼应。

找	操	擅	描

扛	扣	扶	技	批	抄	折	护
报	拥	拎	招	持	挡	挥	捂
换	捅	捧	排	掏	摘	摆	扬

6．竖心旁：左点比右点略低，左点取纵势，可略向左下斜。右点取侧势，左点长，右点短。垂露竖中段行笔略轻且快，末端须稍按。右点应写在竖的中部略上的位置，有时写成短横。

懼	惜	惭	憬

忆	怀	忻	忧	怅	快	怔	怜
怕	恒	怪	恢	恰	恼	恨	悄
悦	惟	惋	悴	惯	愧	情	惊

7. 日字旁：短竖落笔快，收笔稍按。横折要横短竖长，横可上斜，落笔轻快，转折处略顿，右竖要比左竖长，收笔稍按，向左上方提。中横可写成点。偏旁居字左边时，宜高不宜低。

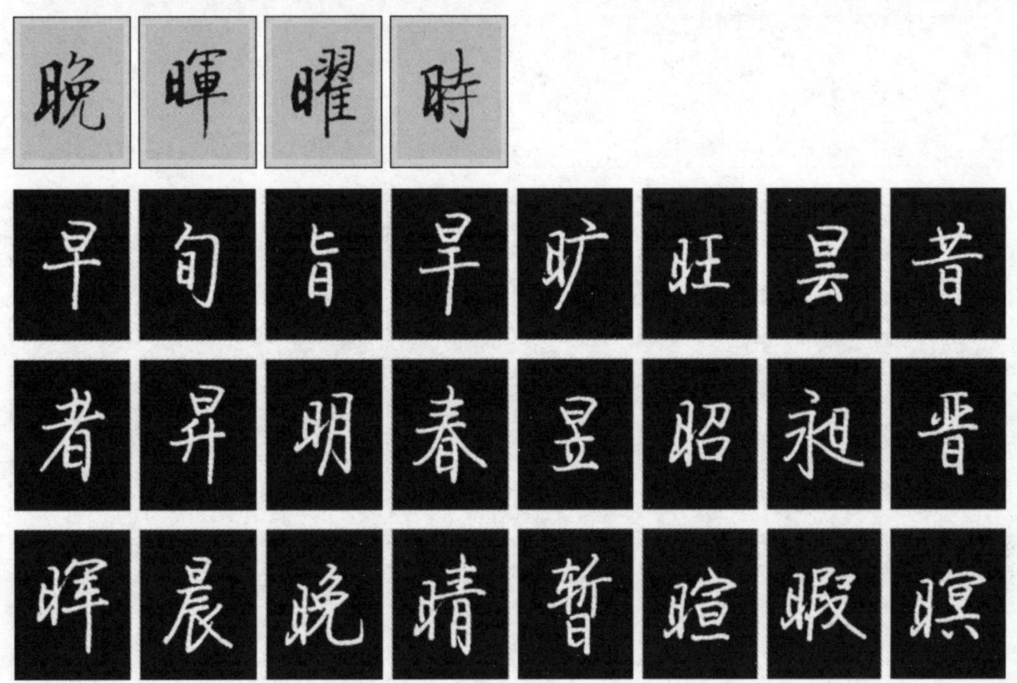

8. 反犬旁：短斜撇的弧度不可太明显，起笔略顿向左下撇出，然后写曲钩，横向落笔，转向下行，呈弧势，稍按后出钩。最后一撇，斜度避免与上撇的雷同。

貓 猶 獲 獨

犷 狐 独 狡 狱 狮 狠 猜

猫 猖 猛 猩 狷 猾 猸 [illegible]

猎 猁 猞 猇 猕 猿 獬 獯

9．提土旁：短横起笔藏锋、露锋均可，收笔时稍按。短竖稍顿笔，匀速渐向下行笔，斜提较长，朝右上方出锋。提土旁宜窄，以不影响右边笔画的舒展为原则。

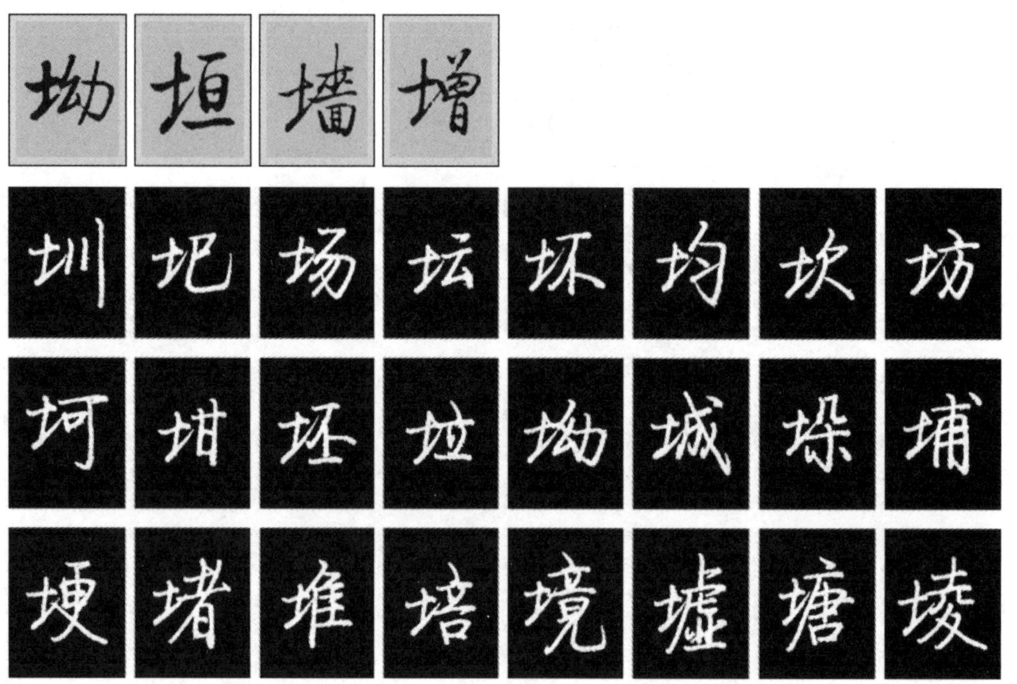

10．弓字旁：短横略向上斜，折笔向左下，短横稍平，竖取斜势，按笔写横，略平，折处比上折处偏左，再向左下写竖钩，出钩宜短小。

躬 弦 張 弹

引 [illegible] 弛 弪 弧 弥 弣 [illegible]

[illegible] 强 粥 彊 弭 弨 弘 [illegible]

[illegible] 彄 [illegible] [illegible] 彃 彀 弶 [illegible]

11．王字旁：第一横切势落笔，第二横稍短，顿笔写竖，最后写斜提。三笔的间距大致相等。

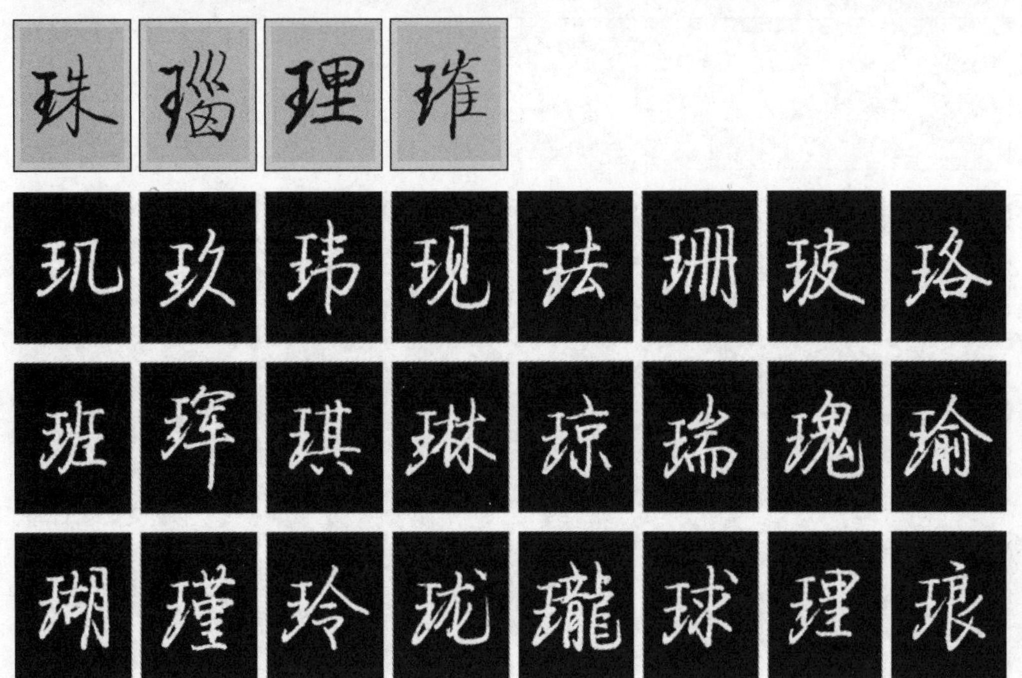

12．马字旁：繁体的马字旁，先写上面短横，再写左边短竖，接着写第二、第三横，然后写横折竖钩，再写与三横相交的竖，最后写下面四点。用简体写法时，四点写成斜提。

馳 駭 騖 騷

驭 骏 驴 驱 驶 驷 驸 驺

驻 骀 骄 骇 骈 验 骑 骓

骏 駿 骗 騑 骍 骋 骚 骐

13．金字旁：人字头的左撇起笔稍按后，迅速往左下撇出，宜直；捺写成长点。接着写两横一竖，然后先左右点，最后写长提。也可用简体写法。

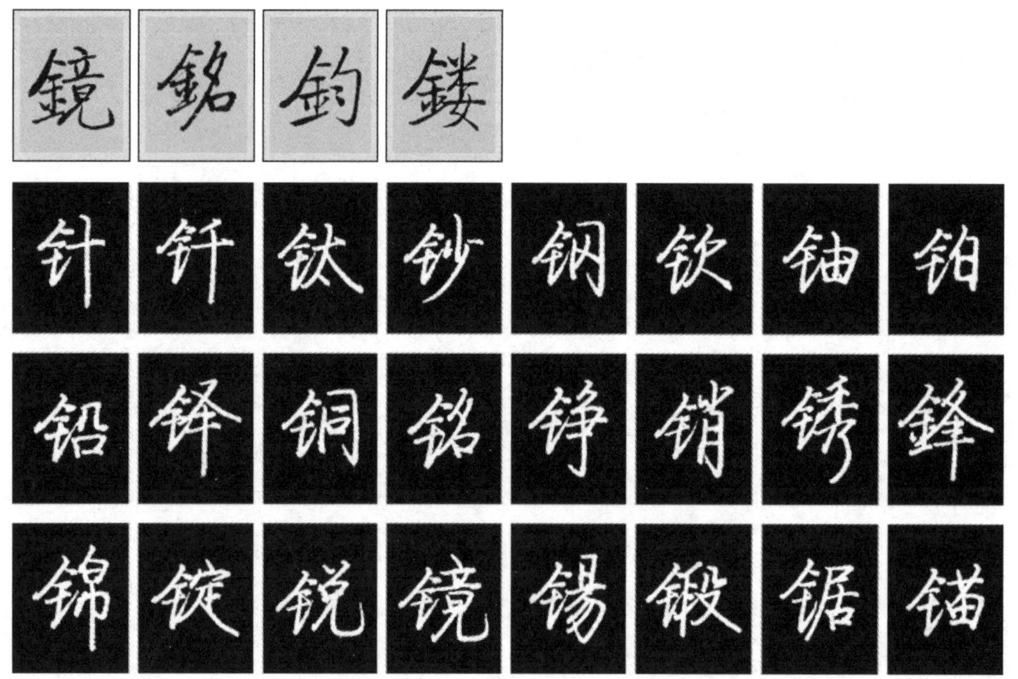

14．虫字旁：口部宜写得较扁，呈倒梯形。短竖宜直。平提从左下方起笔，迅速提出。右点不宜写得太大。

虹 蚓 虬 融

虬 虮 虾 虹 蚁 虼 蚂 蚌

蚜 蚬 蚧 蚶 蚰 蛀 蛙 蛾

蜕 蜡 蜻 蝇 蜘 蝎 蝗 蝼

15．牛字旁：撇长横短，竖用垂露竖，提画由左起笔稍顿后迅速向右上挑出。整个偏旁要写得窄。

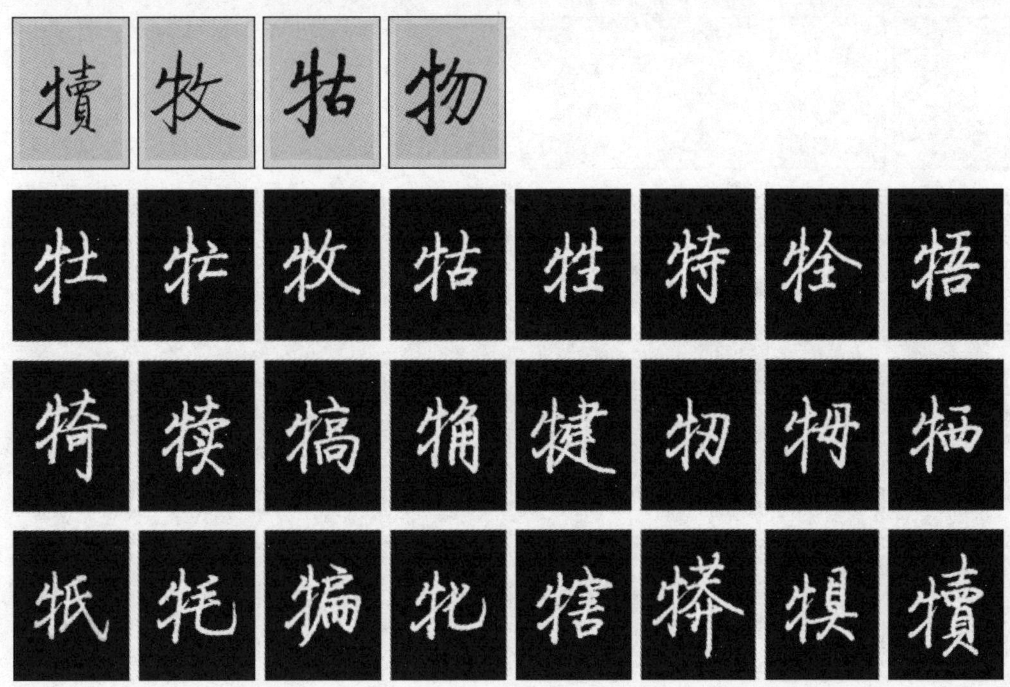

16．口字旁：短竖取斜势，落笔稍轻；横折起笔用切势，横略向上斜，稍按笔后写竖，向左下斜，比左竖略短；封口一横形态上斜，宜短，以便与右边笔画相呼应。

鳴	喝	吐	唱

叶	叹	叫	吓	吃	吱	呐	吩
听	吻	味	呵	咙	咋	知	咐
呢	哄	咧	咽	响	咩	哪	哨

17．山字旁：三个竖画的方向要写得不同，三竖画也有长短之分，中间最长，右边次之，左边的最短。三竖间距大致相同，但是不可写平行。

嵘 峨 峯 崗

岖 岘 岐 峄 峡 峙 峣 峥

峭 崆 嵝 嵘 崎 嶂 崒 峒

崖 崦 崟 峪 崂 崚 崞 崌

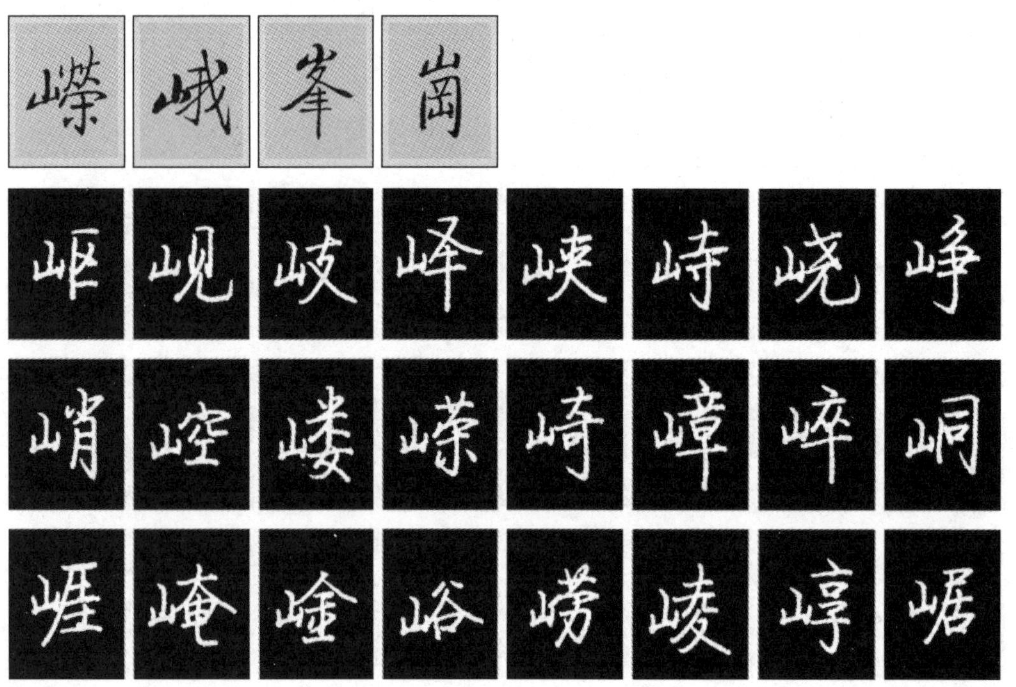

18．子字旁：横撇起笔自上向下，然后转向右上行笔，至横末端稍按，折向左下撇出，出锋不要太长。弯钩自撇末起笔，轻快落笔，中段向右挺出，出钩前先稍稍按一下笔。斜提从左下向右上挑出。

孔 孺 孤 孫

孔 孙 孫 孖 孤 孢 孩 孺

孜 孭 孽 享 仔 学 孝 存

孕 孥 好 孪 孛 浮 脖 乳

19．女字旁：撇折点的上段撇要稍直，不宜写得太斜，否则整体字会有下塌的感觉；下段长点宜短，取收势，横画写成长提，应与右边的笔画相协调。

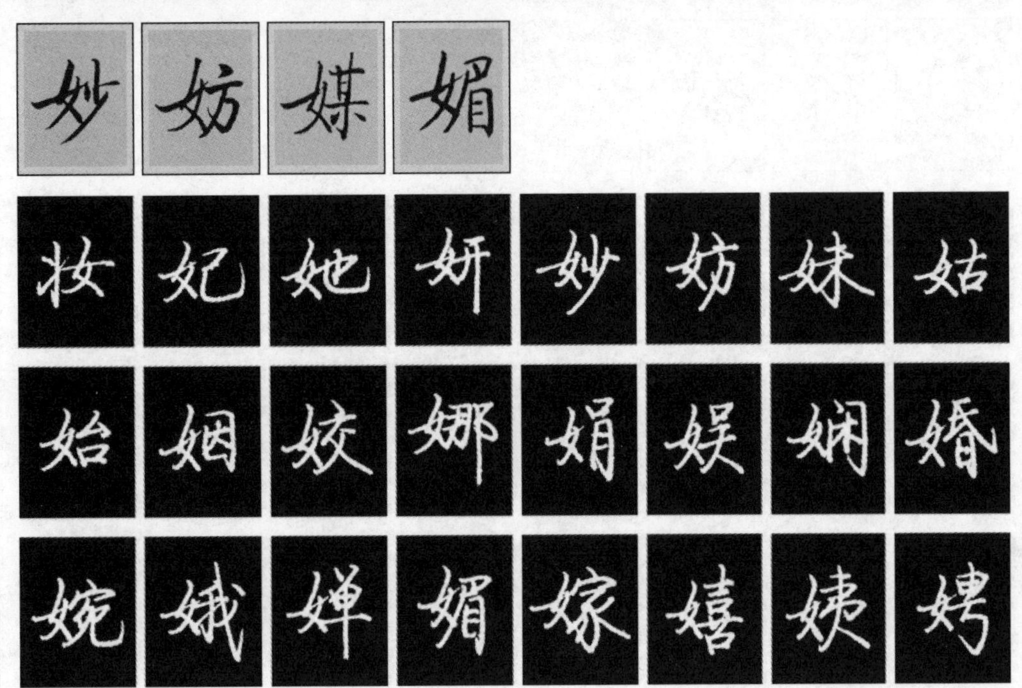

20．方字旁：点在短横的中部，斜撇起笔于短横的中部偏左，然后快速向左下撇出，不宜过长。横折钩中，横短竖长，竖向下斜和短斜撇保持平衡，钩写得短而小。

放 施 房 旋

邡 於 放 旄 旅 旃 旂 族

旌 旎 旋 旒 旗 旖 旛 旔

[illegible] 旐 旆 斿 旚 旇 施 旁

21．示字旁：右点宜略偏右。横撇起笔后稍按，折笔向左下撇出。竖的起笔较轻，匀速向下行笔。右点稍按后收笔。

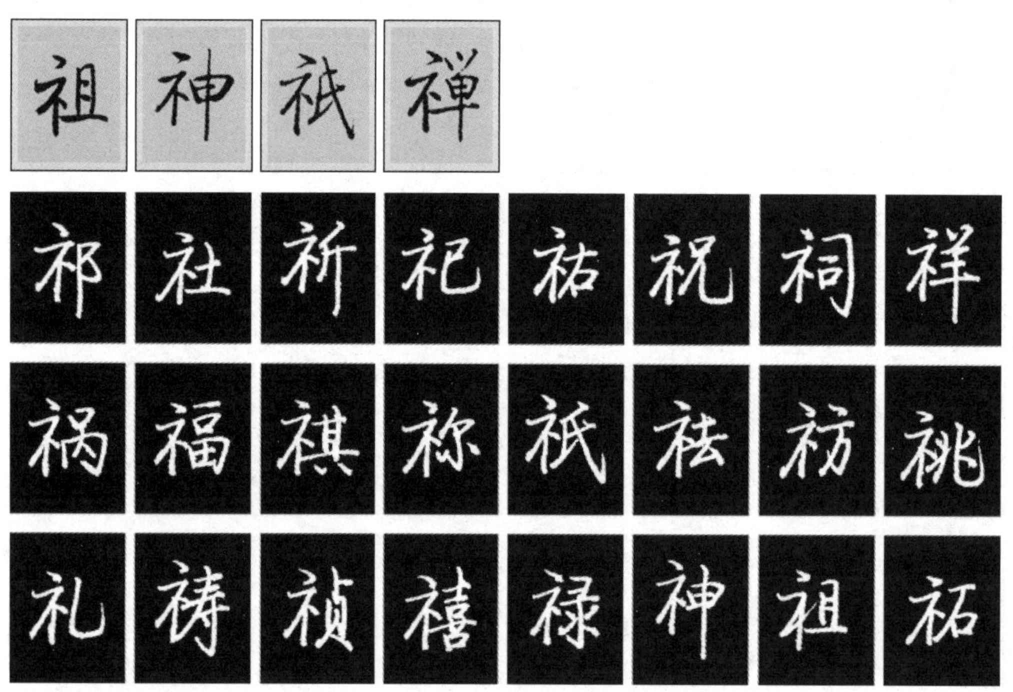

22．衣字旁：右点宜略偏右。横撇起笔切入，头朝上，转折处顿笔后向右上翻，然后向左下撇出，收笔重按后向左出锋。短竖起笔时较轻，两个点与短竖的重心要稳妥，蓄势收笔。

23. 木字旁：短横略平。竖画稍按笔往下行笔，收笔稍按。短撇向左下方撇出，须快而有力，右点不要写得太低。

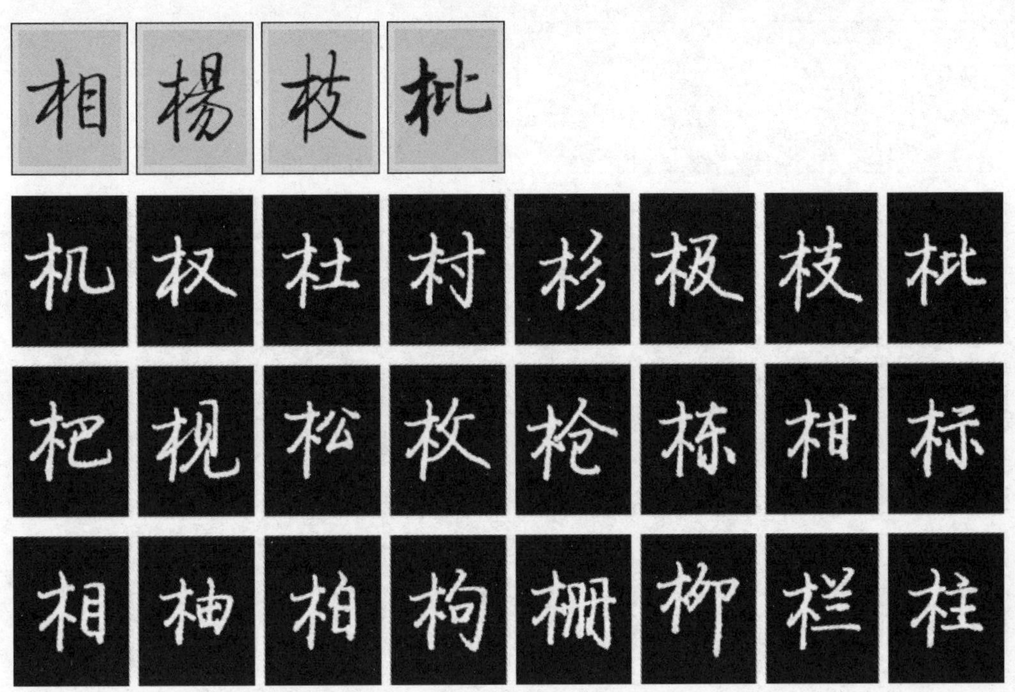

24. 禾木旁：首撇宜写得稍平，太斜会失势。短横起笔切入顿笔，向右上倾斜。竖画稍向右挺，收笔向下按笔。斜撇不宜写得过长，顺势写出右点。

稼 穑 稽 稷

利 秆 秒 种 科 秋 秤 秫

积 租 秧 秘 称 移 秾 程

稀 税 稂 稻 稼 穆 稗 稭

25．目字旁：写法如日字旁，字形略宽。两短横和左竖相连，也可不连。最后一横起笔稍按，朝右上方挑出与右部笔画相呼应。

眠 瞰 睡 瞻

盯 眊 眨 盼 眈 眩 眠 眺

睁 睐 睇 睆 眼 眸 瞄 睬

睡 睥 睫 瞅 瞋 睹 瞒 瞧

26．舟字旁：上面的短撇和左边的竖撇要写得长短适度，横折钩横短竖长，长横写成平提居中，两个右点置于平提上下，宜有变化。

般 船 航 艫

舢 舡 舰 舱 舩 舶 船 艇

艘 舳 舴 舵 艄 艎 艟 艨

舻 鸼 舣 舫 舾 般 航 舨

27．角字旁：首撇略长，横撇短小。在首撇末下方写竖撇，横折钩要行笔流畅。里面的两短横间距均匀，中竖写得稳妥有力，要比横折钩稍短。

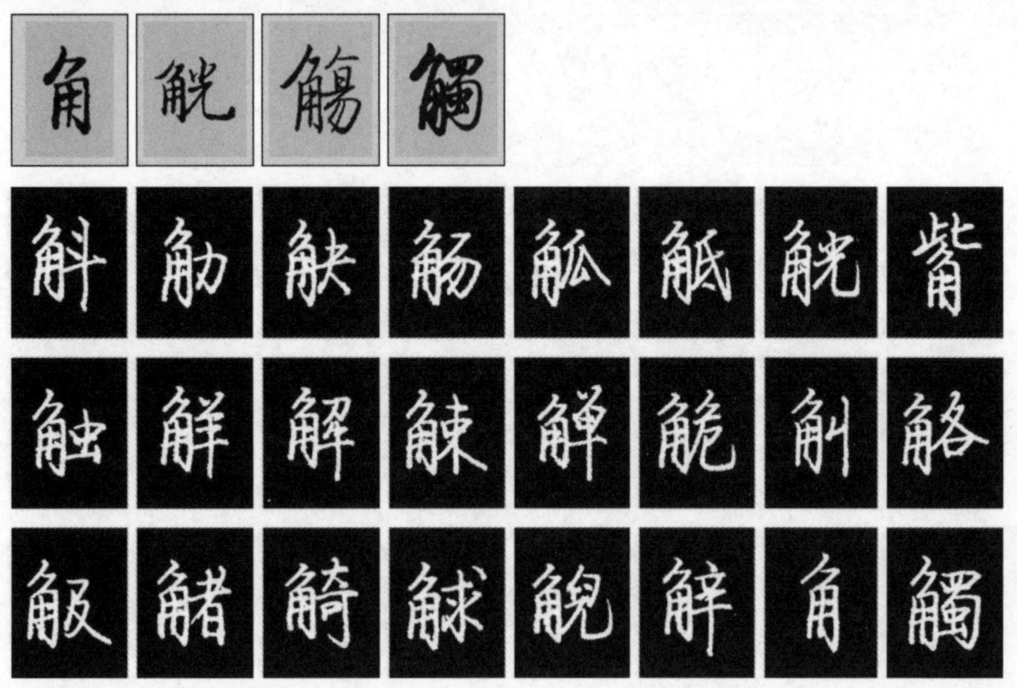

28．身字旁和立字旁：身字旁不可写得太长，起笔左放右收。最后的短斜撇，宜写得爽直。立字旁上点取直势，稍按右行写短横，顺势写右点和撇点，呈相向之势。下边的斜提起笔稍按，向右上出锋。

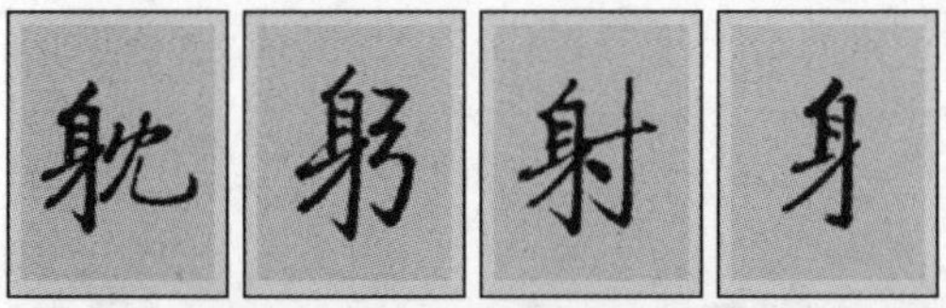

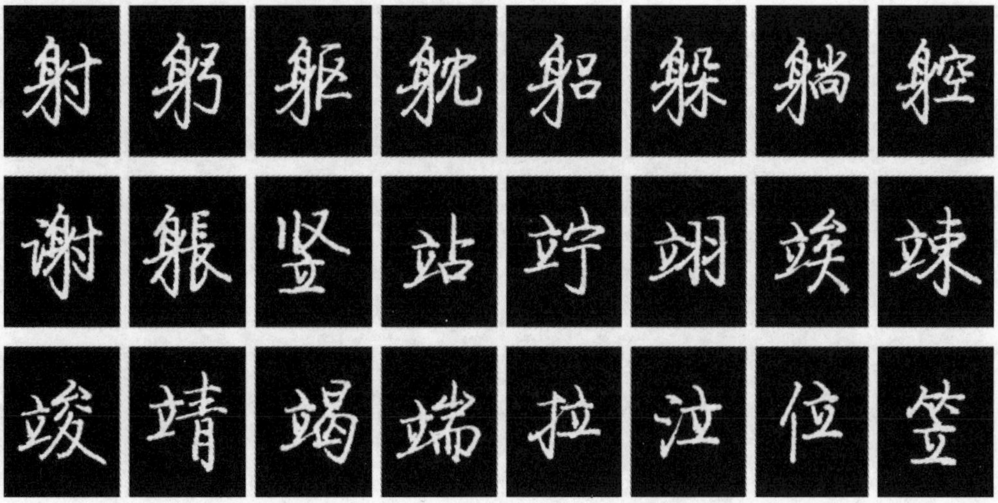

29．鱼字旁：短撇较曲，比横撇中的撇长一些。田字上宽下窄，呈上开下合之势。下面四点宜有变化，简体字四点写成横。

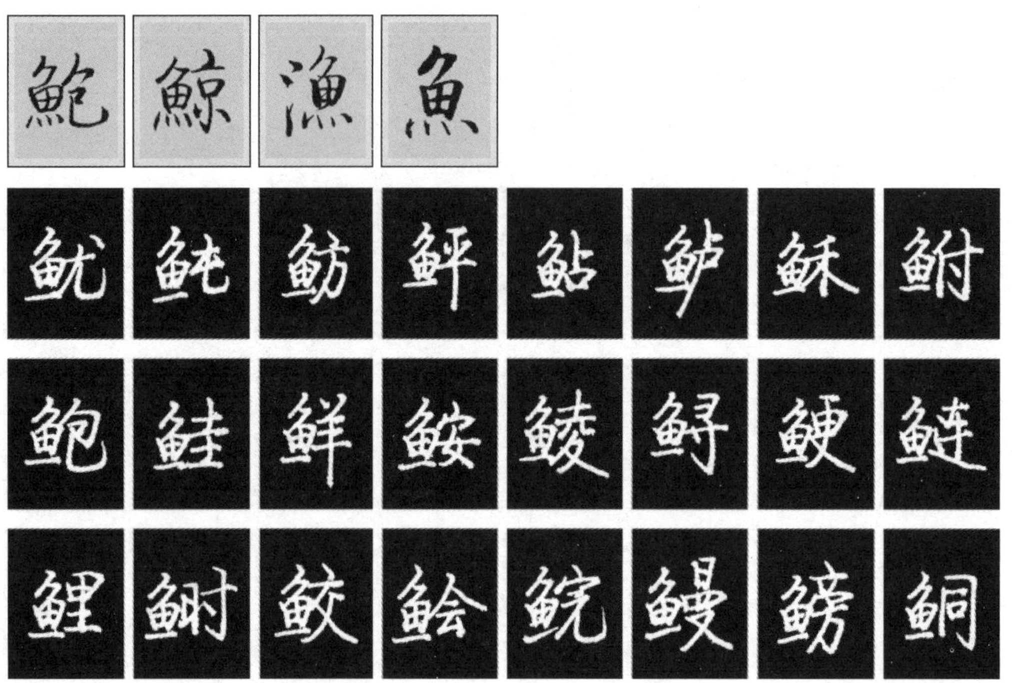

30．月字旁：竖撇起笔稍按后向下行笔，收笔舒展。横折竖钩的横宜短且上斜，稍稍按笔后写竖钩。中间两横往往写成点。

腴 腕 腹 勝

肌 肢 肘 肬 肪 服 胁 胠

胧 朋 股 胜 胖 胭 脍 腋

朗 脖 脯 腼 腔 腿 腹 朦

31．绞丝旁：撇挑折由撇和提组成，起笔稍按，迅速往左上行笔，至末再写右点。最后四点宜有变化。简体字四点写成提。

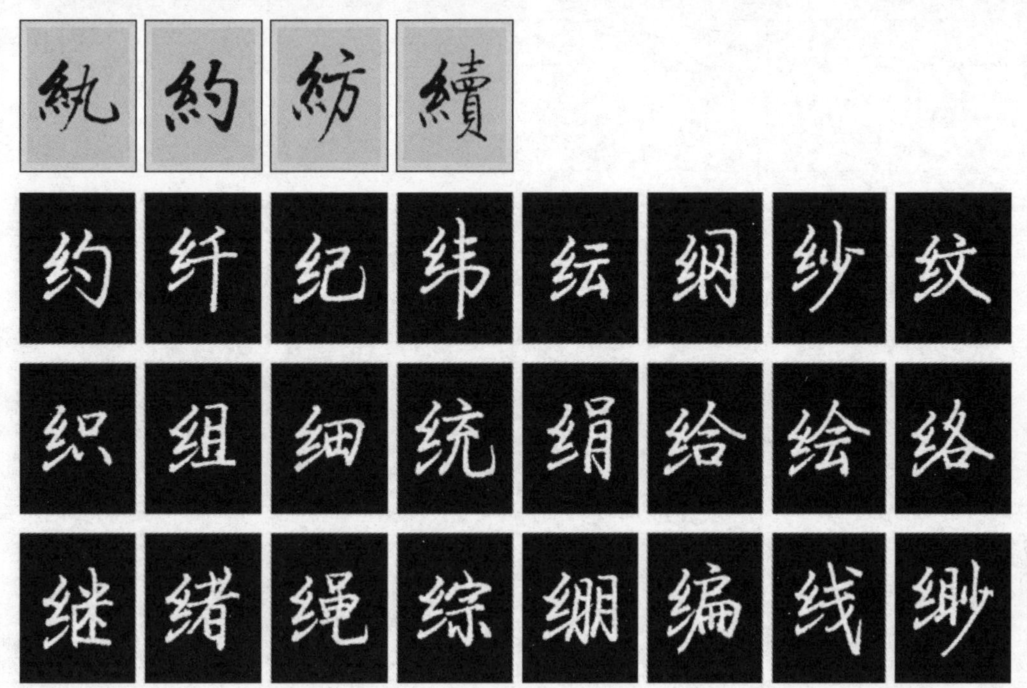

32．言字旁：上点对准下面口字的中间部位。整个偏旁宜写得瘦长。

謂 讳 话 設

记 访 设 诀 评 译 诎 试

诗 诡 该 语 说 请 课 调

谜 谊 谈 谅 谐 谦 谱 谋

33．车字旁：上横较短，下横长，中间的部分写成倒梯形。几个横画之间的距离要保持均衡。长竖写成悬针竖。

輸 暫 載 輕

轼 轧 辂 较 辅 轮 轲 轴

转 辆 辑 辖 轻 轿 辍 辙

辊 轳 轵 软 轾 辁 轹 载

34．足字旁：口字呈扁形，下面的竖在口部略偏右的位置，横在竖的中部，短竖稍按向下行笔，最后斜提向右上而出。

踪 路 踏 躍

跃 距 跖 践 跕 跑 跨 跳

踢 踏 跺 踪 踞 踱 蹂 踡

跟 跻 踉 蹦 踹 躇 蹈 蹑

35．石字旁：短横可用左尖横，短斜撇接左尖横中点偏右起笔，右下口呈扁方形，上宽下窄。

砚 硃 碧 硬

矾 码 研 砍 砗 破 砰 砺

砧 硕 硬 碇 碰 碌 磁 碟

磅 碾 碴 磋 碻 碾 碜 碎

36．矢字旁、舌字旁、缶字旁：首撇稍斜且短，以便安排右边部分。整个偏旁宜瘦而窄，呈平稳之势。

短 知 舌 罄

矩 矤 矫 矟 矬 短 矮 矰

舐 舒 舔 刮 舓 舖 舕 舚

缸 缺 卸 缽 缿 缾 䍌 罇

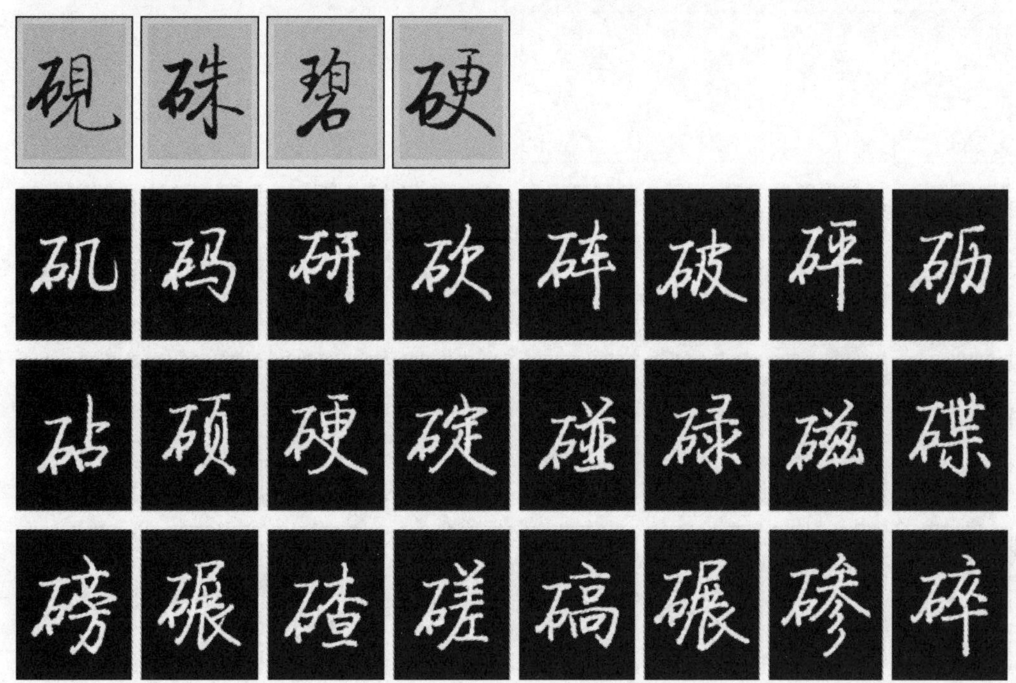

37．耳字旁：多个短横中以上横为最长，另两横短小和左右竖相接。两竖一长一短，写成垂露竖。最后写斜提，与右边相呼应。

聆 耽 耻 職

耶 耽 聆 耿 耻 聊 职 聒

联 聇 聚 聛 聪 聢 ⿰耳夹 聰

聙 ⿰耳告 聧 聲 聽 聭 聬 聸

38．革字旁：多横多竖，要注意笔画与笔画保持均衡。因其偏旁在左，横画收紧，竖画舒展。

勒 鞠 鞭 革

靪 勒 靸 靴 靳 靶 鞋 靺

鞅 鞘 鞍 鞁 鞓 鞑 鞝 鞡

鞞 鞬 鞯 鞮 鞭 ⿰革尊 鞣 靼

39．左耳旁：横撇弯钩中横画起笔稍按。第一个弯用折笔法写，折处呈方状，第二个弯用转笔法写，弯处呈弧状，上折小，下转大。竖画写成垂露竖。

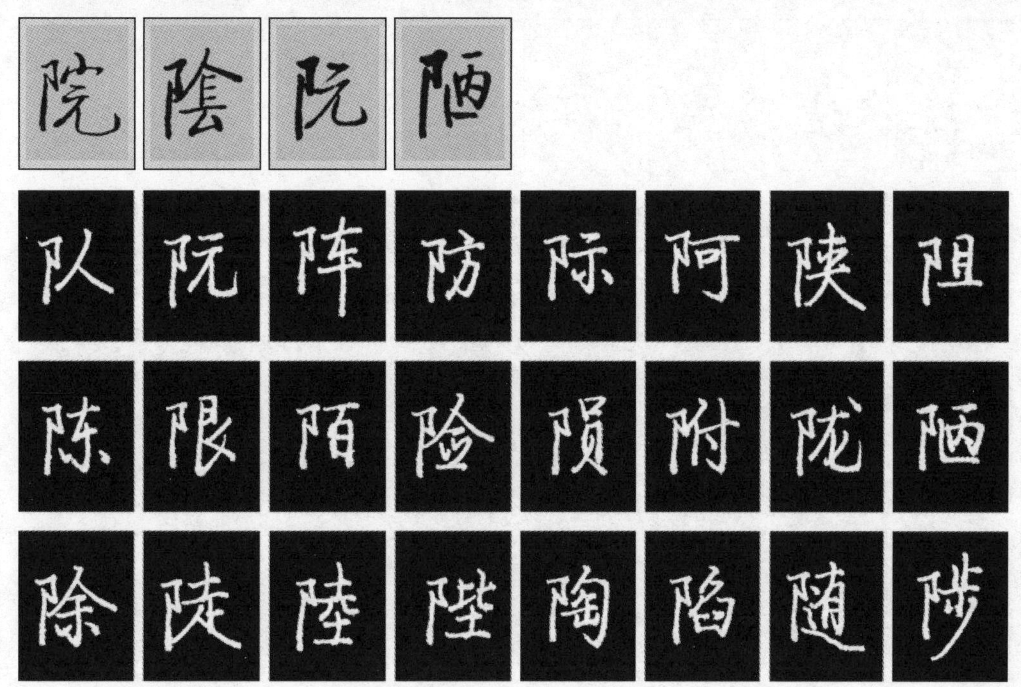

40．欠字旁：首撇稍斜，取直势；接着写横钩，略向右上斜，不可写得太宽。左长撇多写成竖弧撇。最后在竖弧撇的右下角位置写捺，捺有时写成长点。

欣 次 欲 歌

次 欢 欤 欧 欣 欲 欬 欷

欲 欽 欺 款 欻 歇 歃 歆

歌 歉 歎 歐 歙 歡 炊 掀

41．草字头：首笔为短横，两竖为短竖，宜写得有所变化。

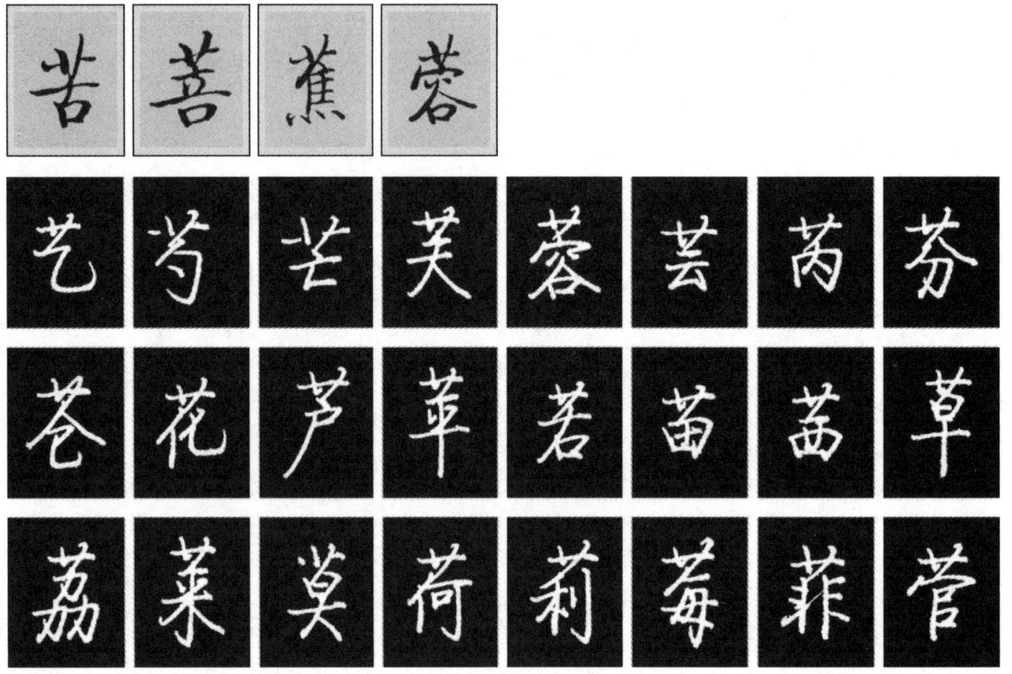

42．小字头、三撇儿：小字头短竖居中，不宜写得太长，两点左低右高，互相呼应。三撇儿的第一撇和第二撇宜取直势，第三撇取曲势，略长。三撇间距大致相等。

甞 光 湏 参

光 当 當 肖 省 尝 甞 棠

堂 党 黨 辉 輝 裳 弊 形

杉 须 彬 彭 彩 彰 彪 彤

43．竹字头：左右两部分相同，在书写时宜写得有变化。首撇短平，左尖横于撇中部起笔，短竖改写成右点，略向右靠。右部的首撇较长，较左边略直，右横起笔较高，最后写右点。

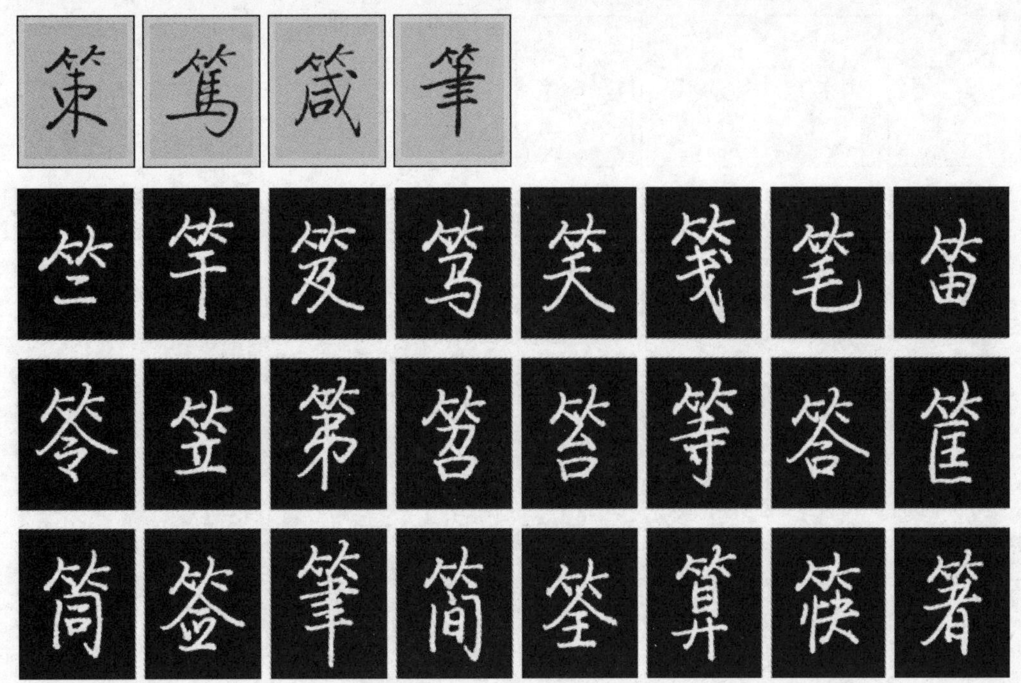

44．右耳刀：其写法与左耳刀基本相同，不同的是最后一竖大多用悬针竖。

都 郎 郝 鄰

邓 邗 邦 邨 那 祁 邯 邮

邺 郁 邹 郊 郑 郎 邱 部

鄲 郭 鄙 鄂 鄉 鄭 鄱 郛

45．单耳旁、隹字旁、斤字旁：三个偏旁形宜长，顺势与另一边相呼应，长短各异，左右参差，宜写得沉稳有力。

印 即 離 斷

叩 印 却 卯 卵 卻 卸 卿

难 雀 雅 雄 焦 睢 雕 维

斥 斯 新 斬 欣 所 颀 断

46．页字旁：短横比下部稍宽一些，短撇按短横往左下撇出，短竖，横折宜瘦长，短斜撇从中部撇出，右点从短斜撇中部写出。

煩 頭 嶺 碩

顶 项 顺 须 顾 顽 颏 颂

颀 烦 预 硕 颅 颈 颇 颊

领 频 颖 颗 颠 题 额 颜

47．鸟字旁：两个横折钩，上一个横短竖长，下一个横长竖短。中间几个短横间距大致相等，最后四点宜相互呼应，有所变化。

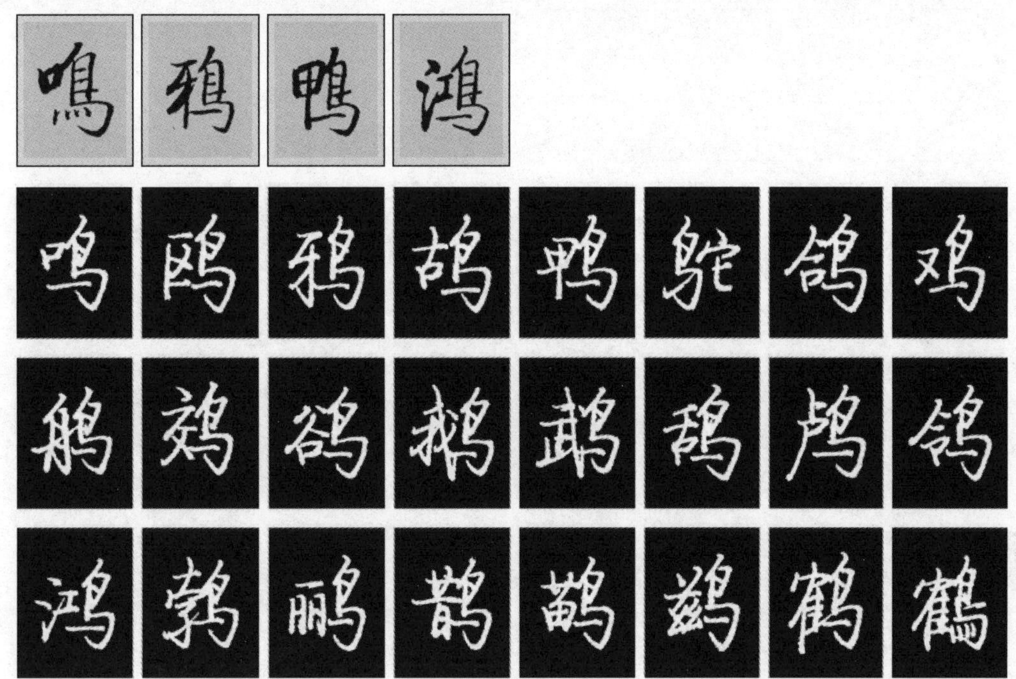

48．寸字旁：短横稍斜，竖钩写得长而挺拔，右点靠近横的下沿。

傅 尋 射 辱

对 對 寺 导 導 寻 尋 封

耐 将 尅 辱 射 谢 榭 尉

尊 樽 衬 时 吋 讨 付 纣

49．立刀旁：短竖宜偏高一些，一般在竖钩中线偏上，收笔轻快，顺势带出下笔。竖钩宜长，起笔一顿，略向下行，中间匀速行笔，收笔向左下稍顿，再稍稍提起向左上挑出成钩。

刻 剪 剖 劉

列 划 刚 创 刘 利 到 刺

刹 制 刻 剑 前 刷 削 刮

剩 割 剔 剐 剧 荆 副 剃

50．力字旁：作为偏旁须向左边倾斜，且宜在字的右下方，重心在字的中线偏下处。稍按写短横落笔，不宜太重；折笔处略按，斜钩重而有力。撇画插入中间空处，不可写得过长。

助 加 劫 動

劝 功 夯 加 动 劫 助 劲

势 効 劾 勃 勅 勋 勉 勇

甥 肋 劳 努 励 协 务 勤

51．秃宝盖和同字框：秃宝盖左点取斜势，横钩呈左低右高之势，出钩前略按，钩须用力。同字框竖画宜直，横应左低右高，横折竖钩比左竖略长，忌上下齐平，以破正方之形，避免写得呆板。

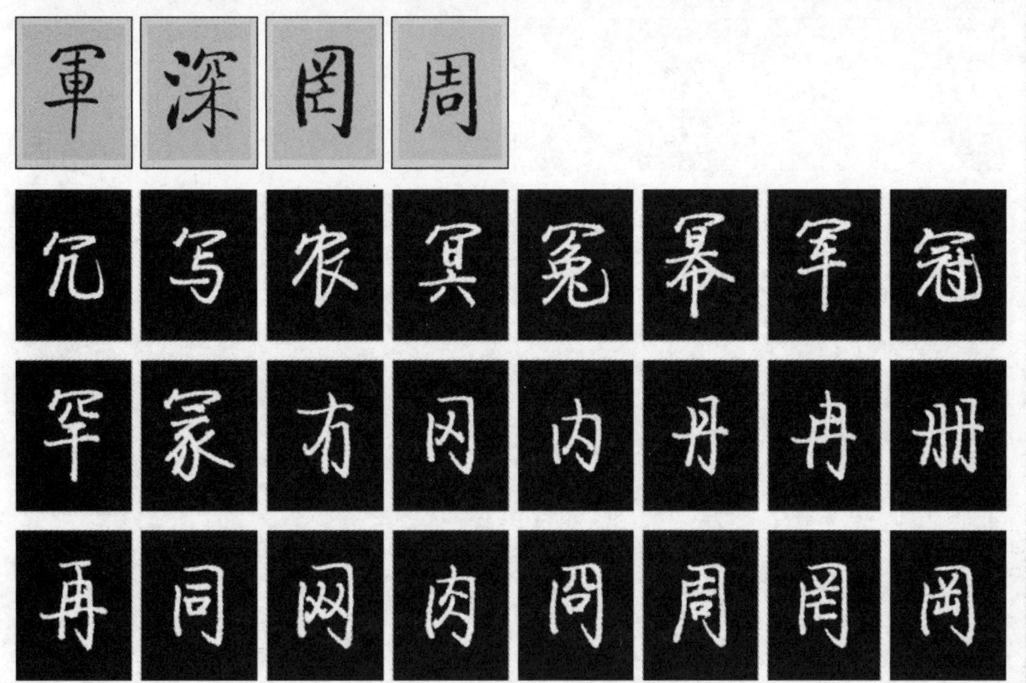

52．宝盖头：上点取直势，左点取斜势，横钩左低右高，出钩前略顿，钩须用力，不宜写得太长。

容 密 塞 寓

宅 宇 守 安 字 宋 宏 宝

宠 宗 客 容 寄 寓 察 赛

宣 案 家 蜜 寂 寨 骞 富

53．穴字头：上点要居中，取直点，左点取斜势。横钩略向上斜，出钩要有力。撇点、右点短小。

空　穿　窈　突

帘　穹　究　窃　穿　突　窍　窄

窒　窕　窜　窗　窥　窟　窝　窖

窘　窑　窠　窣　窮　穷　空　控

54．日字头：左竖略向右下斜，横上斜，按笔后写竖，比左竖略长，内横靠左，末横封口。

昆　昂　昇　旱

旱　昙　昆　昌　昇　易　旻　炅

是　显　星　昂　昱　晃　晁　晏

晕　晨　暑　晶　景　晟　暴　旯

55. 四字头：左短竖要写得短，横折起笔轻细，转折后再向左下收笔。中间两短竖短小，横起笔轻快。整体宜写成扁形。

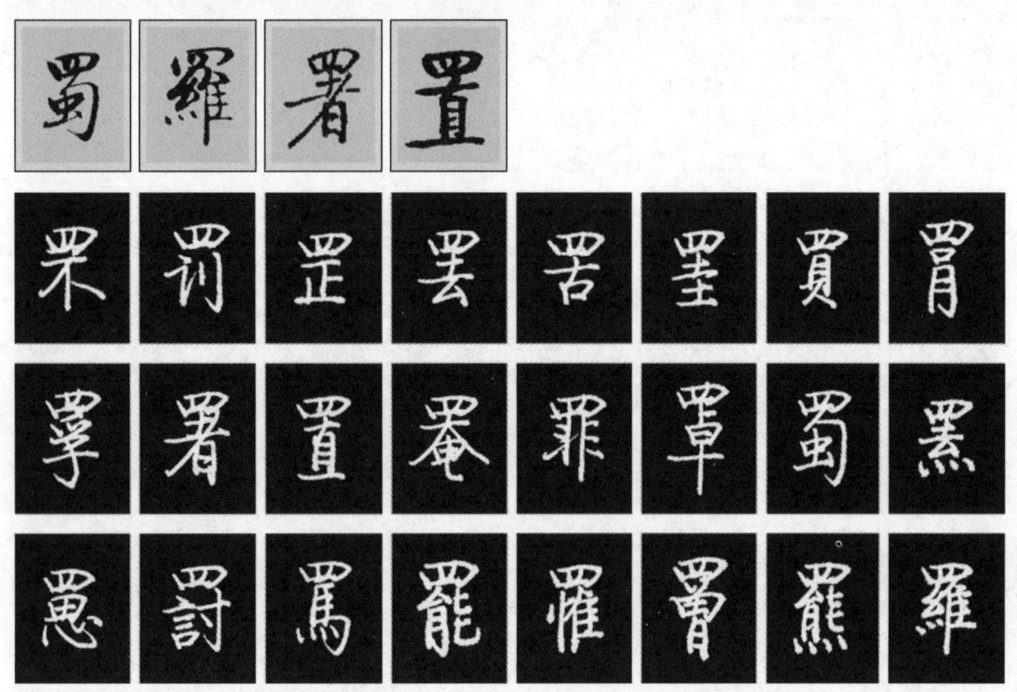

56. 建之旁、区字框：建之旁的横折折撇分两笔写，上短下长，末撇较长。平捺轻按向右下匀速行笔，末端转为平势。区字框首先写横，竖折的竖画挺拔，中部略向左凸，略有变化。整体不宜写得过大。

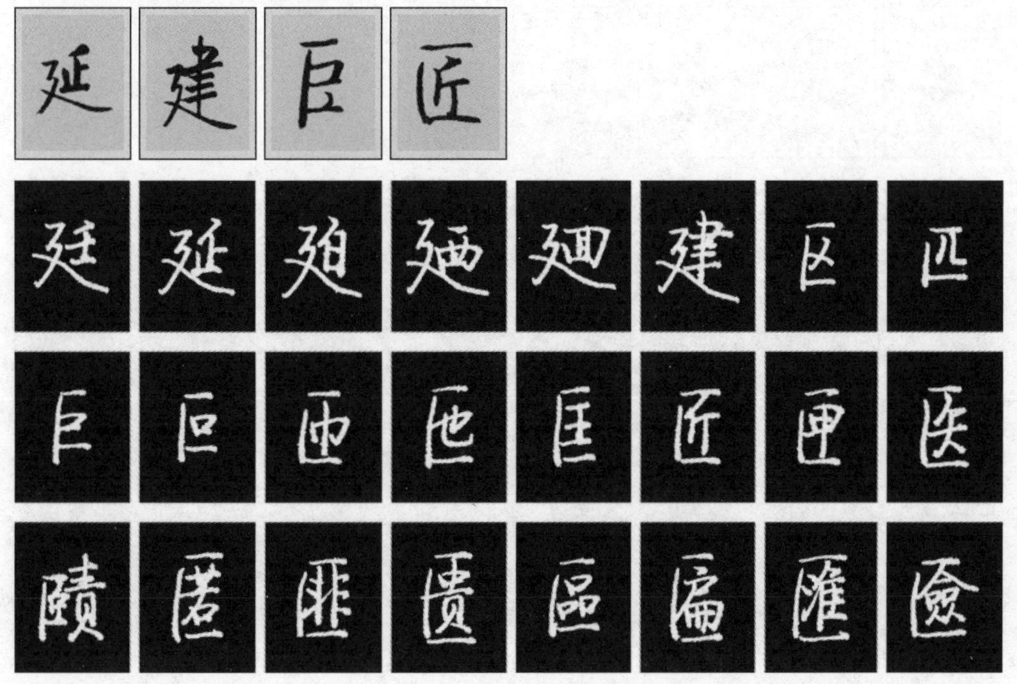

57. 门字框：左竖多采用垂露竖，横折钩中横比竖短，钩短小，直对字心处。

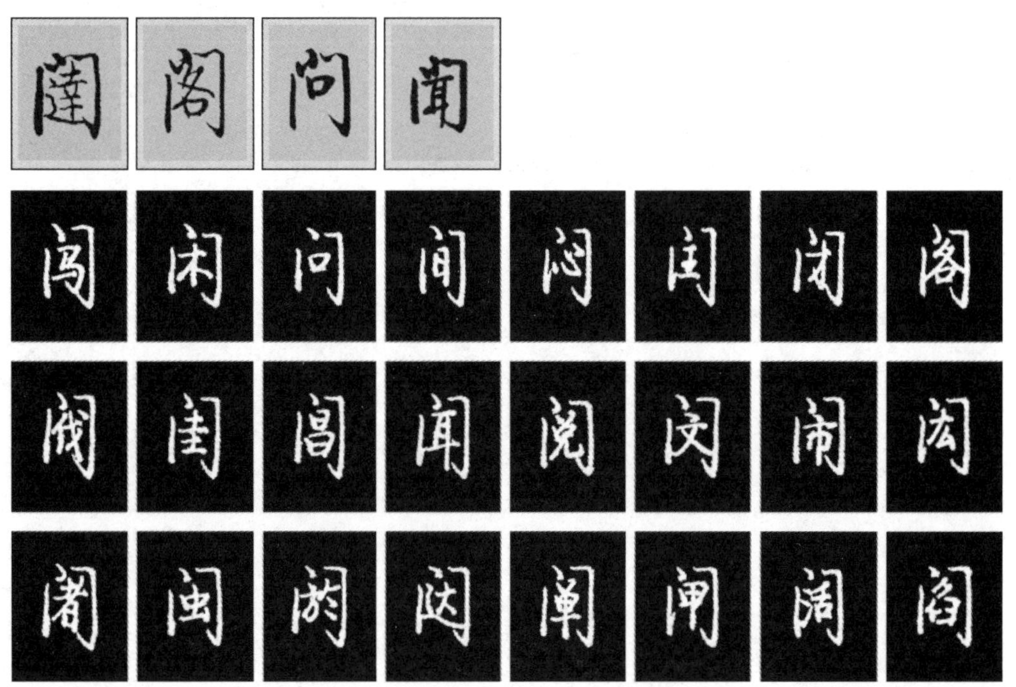

58. 西字头、皿字底：注意中间两短竖左正右斜，下横封口，整体呈扁状，笔画间距要匀称。

要 覃 盗 盟

要 栗 粟 票 覃 覆 孟 盅

盈 盐 盏 监 盎 益 盗 盖

盟 盔 盛 盤 盒 盘 盡 盧

59．尸字头：折处要有力度，撇较长，这是启功体的撇画特征。

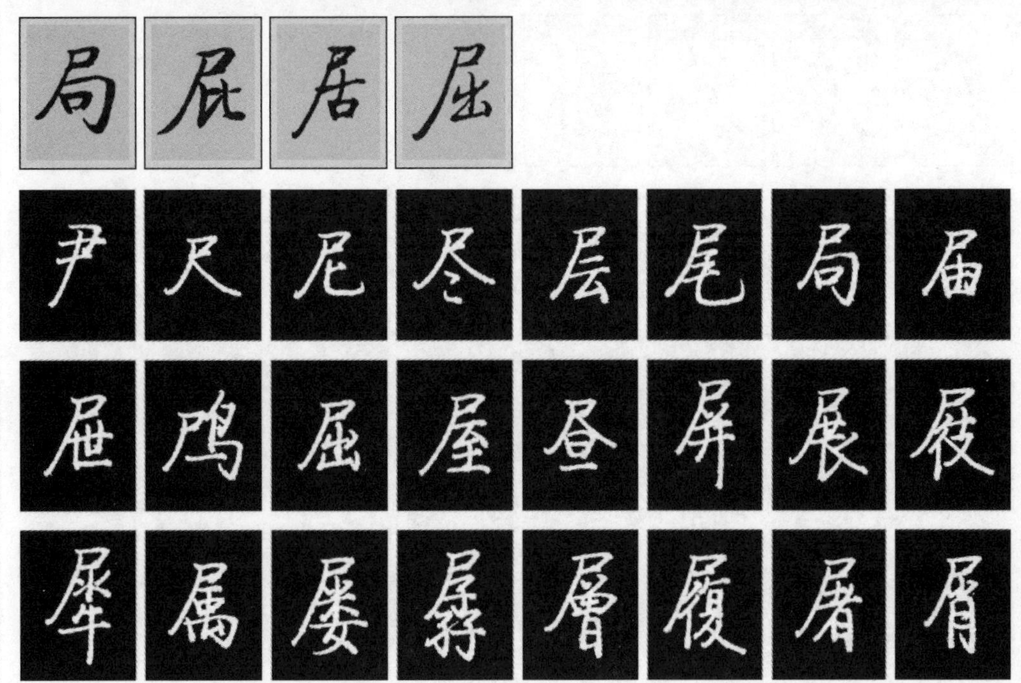

60．国字框：左边的竖略带弧度，横折钩起笔轻，左边略低，右边略高。竖略向外挺，与左竖相对，且略长。短横封口。

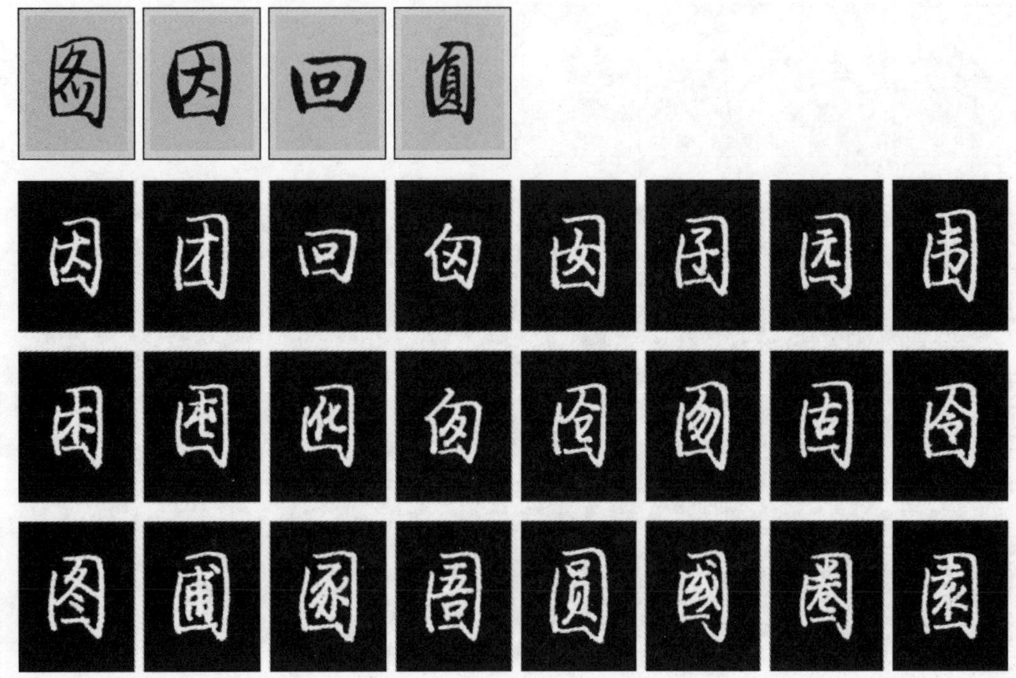

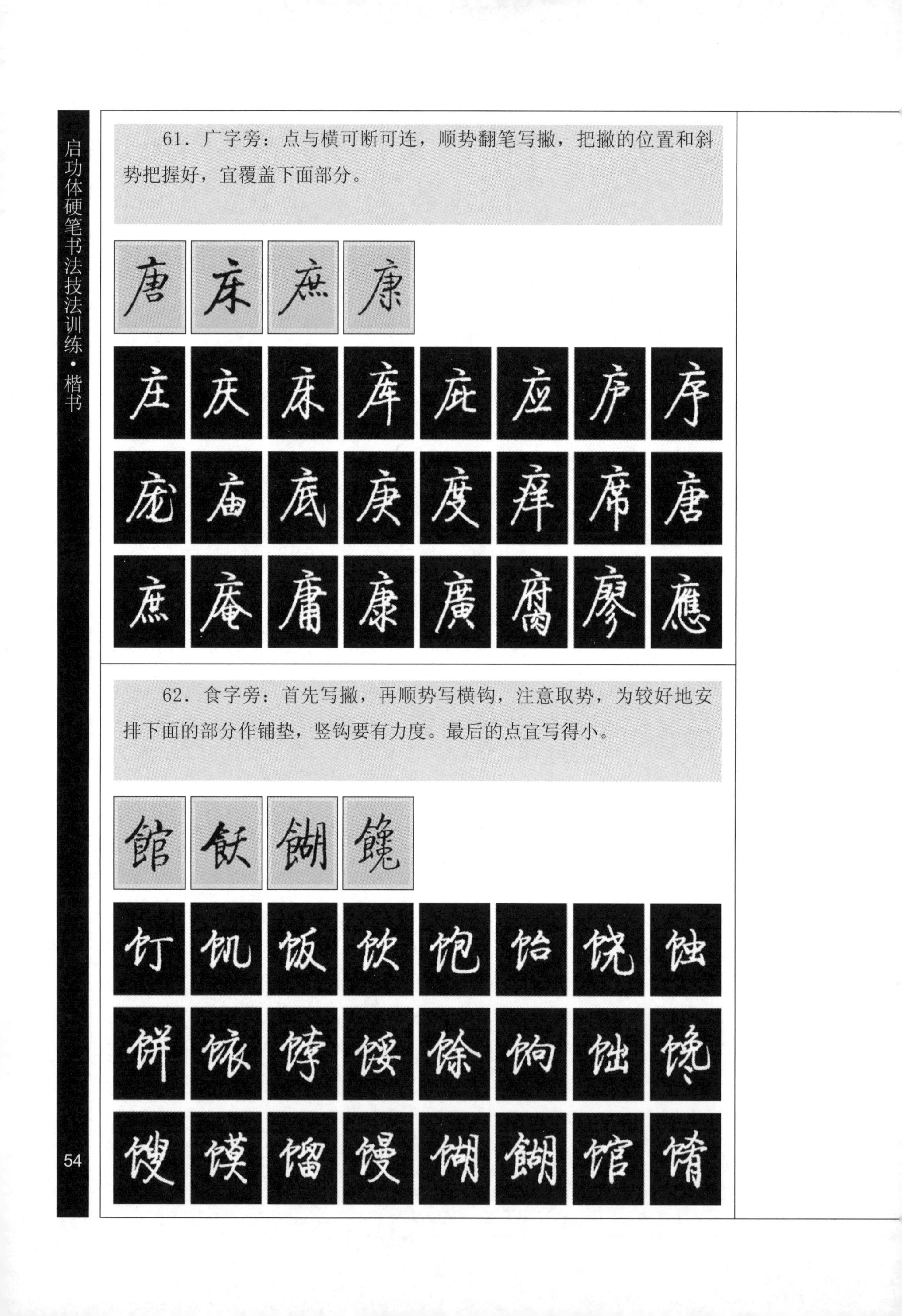

61．广字旁：点与横可断可连，顺势翻笔写撇，把撇的位置和斜势把握好，宜覆盖下面部分。

62．食字旁：首先写撇，再顺势写横钩，注意取势，为较好地安排下面的部分作铺垫，竖钩要有力度。最后的点宜写得小。

63．巾字部：最后一笔竖较难把握一些，不同的位置虽长短不一样，但宜稳而准。

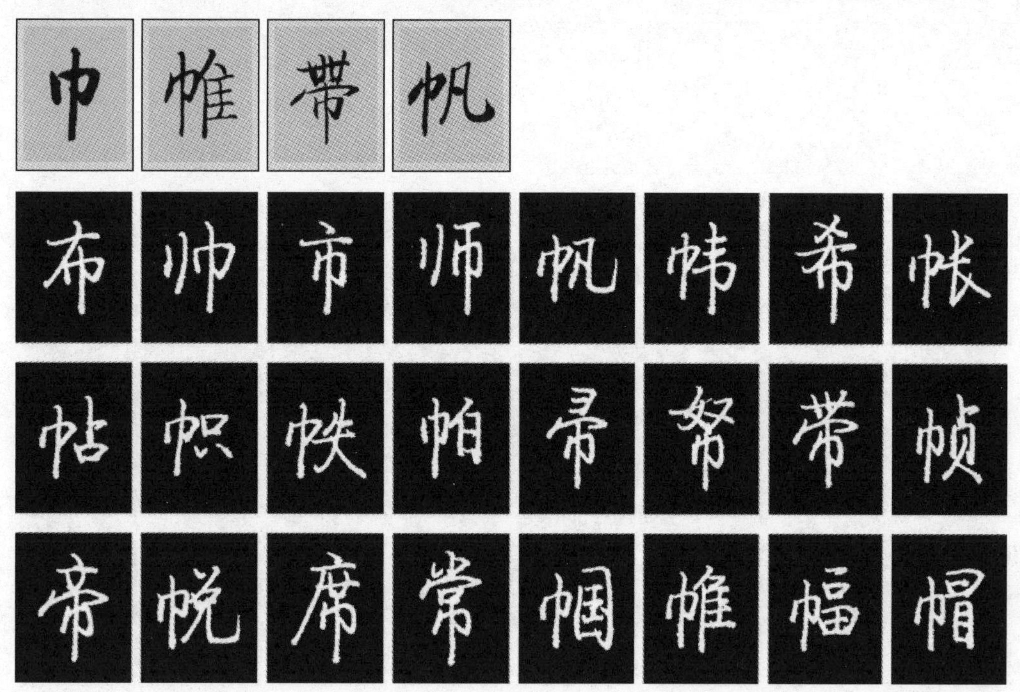

64．户字头、父字头、女字底：户字头和父字头整体要写得宽一些，能覆盖下部的笔画。女字底撇略短，取直势，折笔写反捺，不可太斜，曲撇取斜势，不可与首撇平行，横宜写得较长。

房　父　斧　妄

启　戾　肩　戽　扁　扇　扉　雇

扈　斧　爸　釜　爹　爺　妄　妥

委　姿　娄　娑　娶　婪　婴　婆

65. 反文旁：撇捺要舒展，并且捺比撇稍高一些。注意首笔的短撇要与斜撇保持平行。

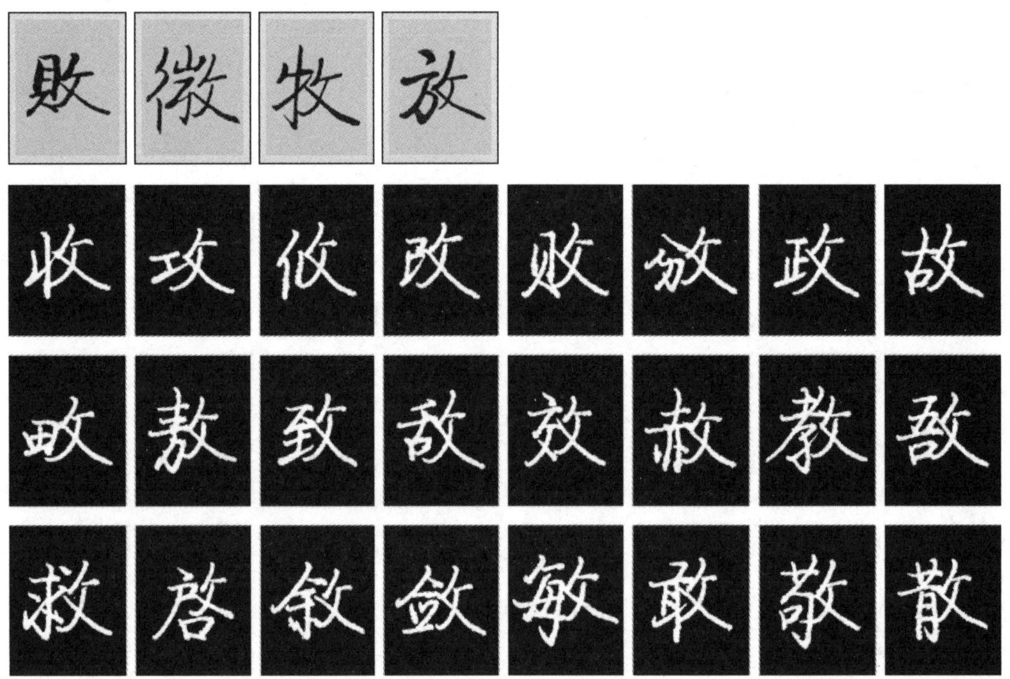

66. 雨字头：雨字头形态略扁宽，以便覆盖住下部的笔画，横起笔稍按，左低右高。左点略斜，横钩略长，中竖居中。四个点应笔势呼应。

電 雲 霜 霸

雲 霶 雯 雷 電 零 雹 霧

需 霆 震 霄 霉 霖 霏 霍

霑 霎 霜 霁 霞 露 霸 霹

67. 病字旁：上点居于短横中间，斜撇宜写得长，右点和挑点位于长斜撇中部偏上处，要有变化。

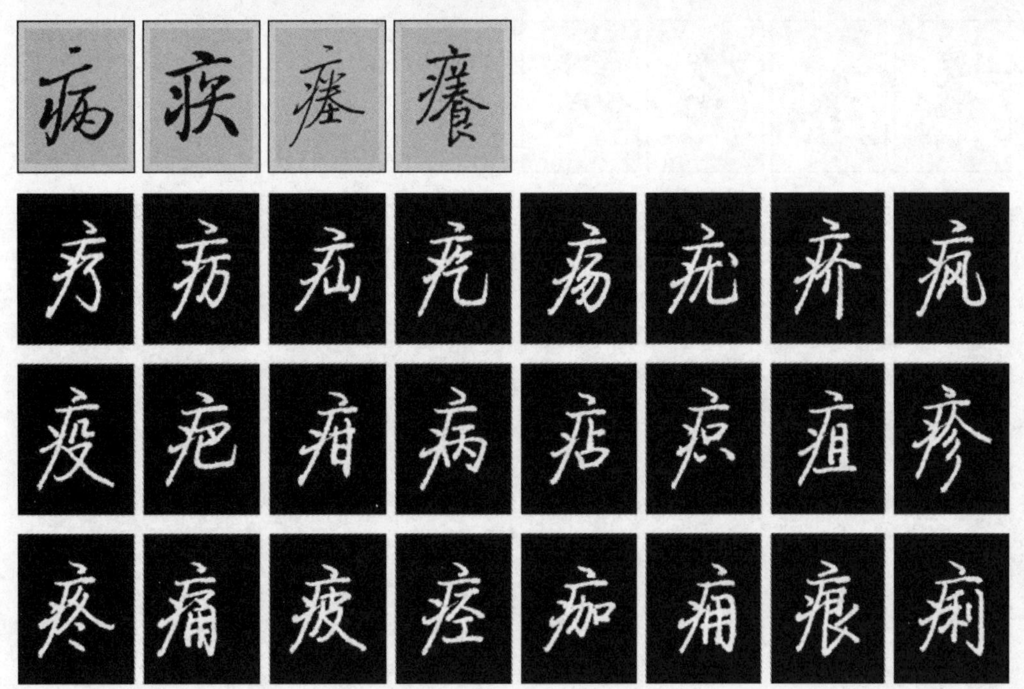

68. 心字底：左点写得略低，仰点和右点略高。卧钩呈仰势，钩向字心，左低右高，底部略平。

懸 感 恐 惠

志 忘 忌 忍 态 忠 念 忿

忽 怎 怨 急 总 怠 怒 恶

恐 思 息 恋 恳 恕 悬 悠

69．四点底：首尾两点略重，中间两点顺笔带过，四点须笔势连贯，一气呵成，四点间距大致相同。

蕉 熟 魚 谯

点 烈 热 羔 蒸 烹 煮 無

然 焦 照 煞 煎 熬 熊 熙

煦 熏 熟 熹 為 燕 焘 鳥

70．手字底、走字底：手字底首笔平撇，下面两横一短一长，弯钩居于中部，字形弯。走字底上横短，下横稍长。短撇势略直，短竖短横写得短小，平捺稍长，取平势，以承载上部的笔画。

撑 摩 起 超

承 拜 挚 拿 拳 挲 掌 掰

掣 摹 摩 攀 赴 赵 赳 赶

起 趄 趁 趋 超 趔 趣 趟

71．走之底：点与横折折撇之间相连，平捺宜长不宜短。平捺起笔时先承撇末之势回锋，至下段渐用力，徐徐捺出。平捺须有一波三折之意，不可过于平直。

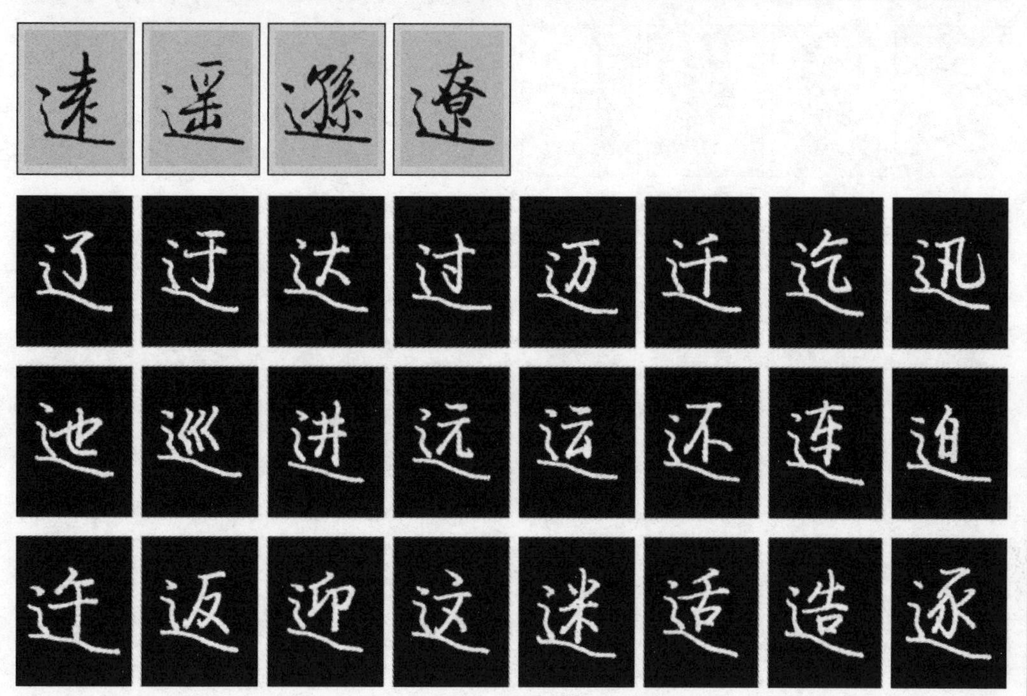

72．白字旁：撇不宜太长，整体写成瘦长形，具上宽下窄的姿态。

的 魄 伯 皖

的 皈 皑 皎 皕 皓 皖 魄

皚 皞 皤 皜 皊 眛 皏 皒

皭 皴 皞 皦 皠 晴 皣 皗

73．虎字头和酉字旁：虎字头短竖居于横钩中部，短横居于短竖的中部。斜撇宜写得长。下面的“七”字要写得扁。酉字旁的横不宜太长，以行楷笔意写出。

虎 盧 醉 酷

虏 虐 虒 虓 虔 虑 虚 彪

酊 酋 酐 酌 配 酝 酞 酥

酣 酢 酡 酦 酰 酪 酩 酵

第五章

启功体硬笔楷书的结构规律

中国汉字的结构复杂而且多变，通过人们的随意书写，使得同一种点画结构在不同的字里就出现大小、长短、粗细、斜正等的变化，即使是在同一个字里，同一种点画的写法也有多种。

在这一部分里，我们将启功体楷书单字的字形、比例关系、结构布势进行了分类阐述，并安排了部分例字，以供本书读者临习之用。

（一）了解中国汉字的印刷体与手写体字形的变化

我们大致总结出印刷体六种不同的字形。下面，我们用手写启功体草书分别举例说明字形的变化。

这就是说，点画随着结构的不同而发生变化。不同的点画结构产生不同的风格或流派。尽管汉字的结构形态因人而变，但还是可以找出它们的基本规律，前辈书法家们在安排间架结构方面，给我们留下了宝贵的经验，值得我们学习借鉴。

1．正方形

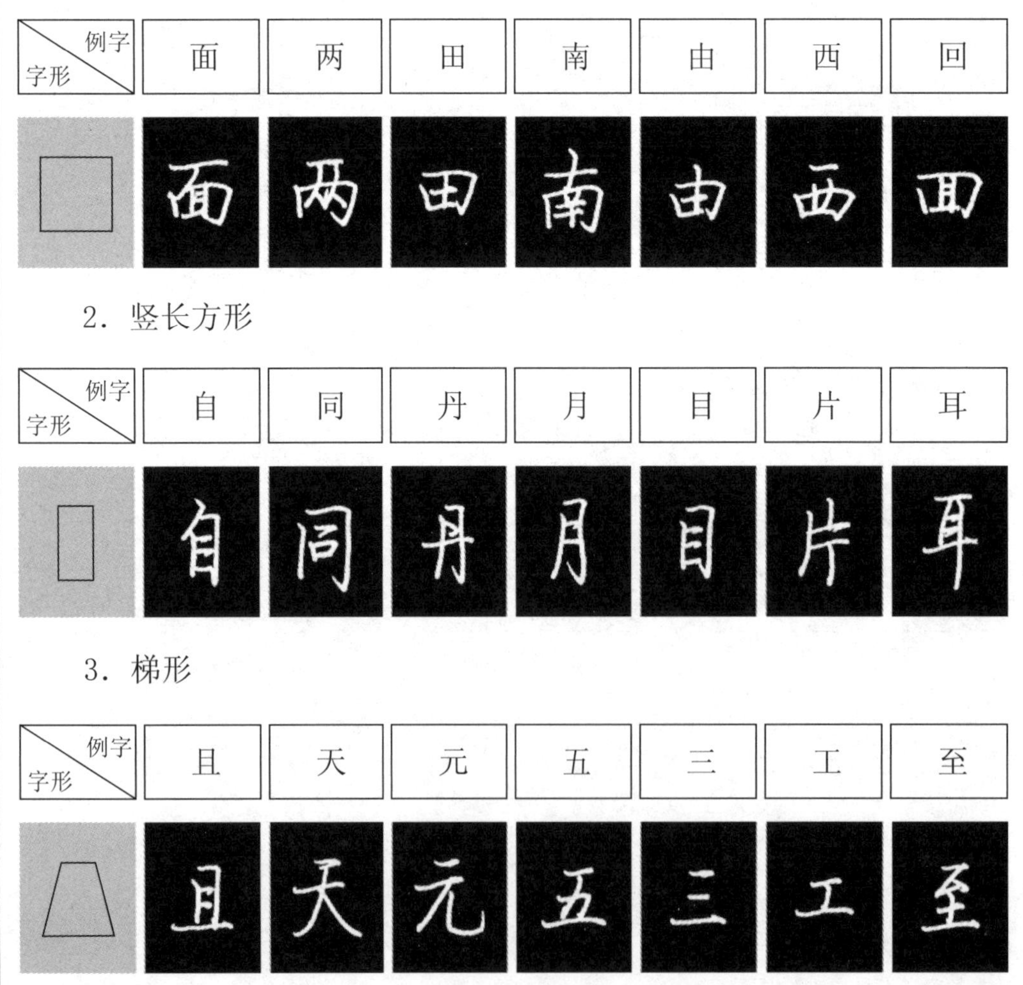

例字 / 字形	面	两	田	南	由	西	回

2．竖长方形

例字 / 字形	自	同	丹	月	目	片	耳

3．梯形

例字 / 字形	且	天	元	五	三	工	至

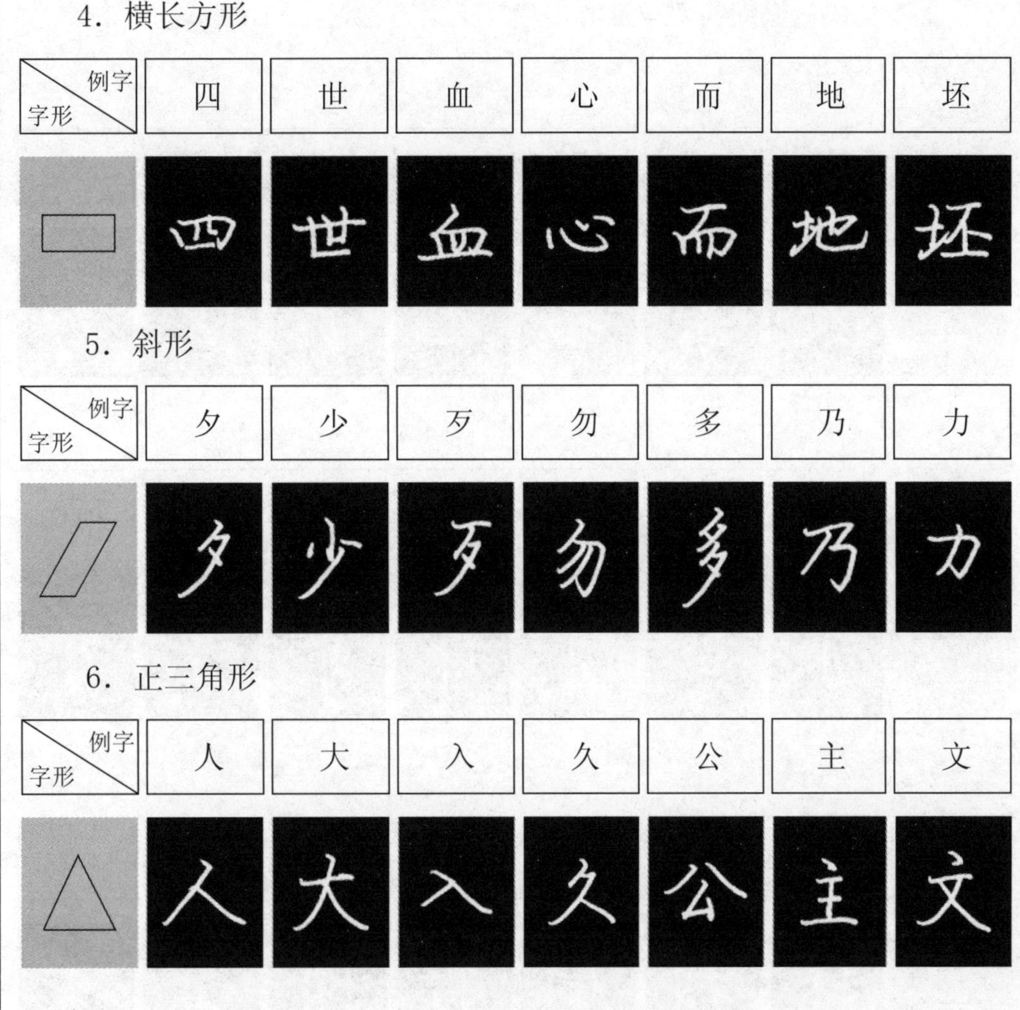
4．横长方形

字形＼例字	四	世	血	心	而	地	坯

5．斜形

字形＼例字	夕	少	歹	勿	多	乃	力

6．正三角形

字形＼例字	人	大	入	久	公	主	文

（二）汉字结构的比例关系

汉字在点画和结构的搭配上，十分讲究比例关系的协调。下面，我们就启功体行书分别举例说明。

独体字的搭配：要求重心稳定，突出主笔，中宫紧收，间隔匀称，大小得体。

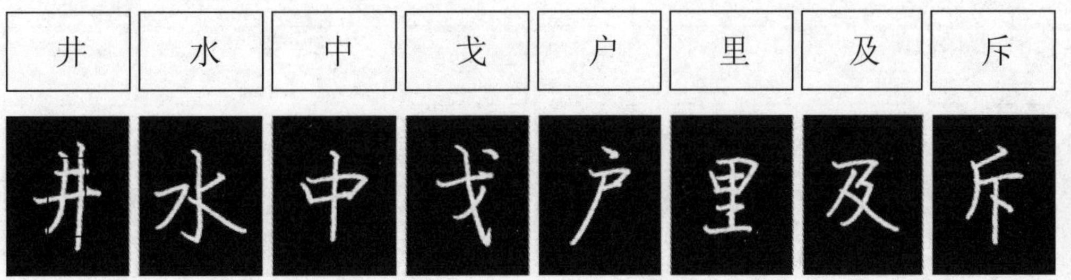

井	水	中	戈	户	里	及	斥

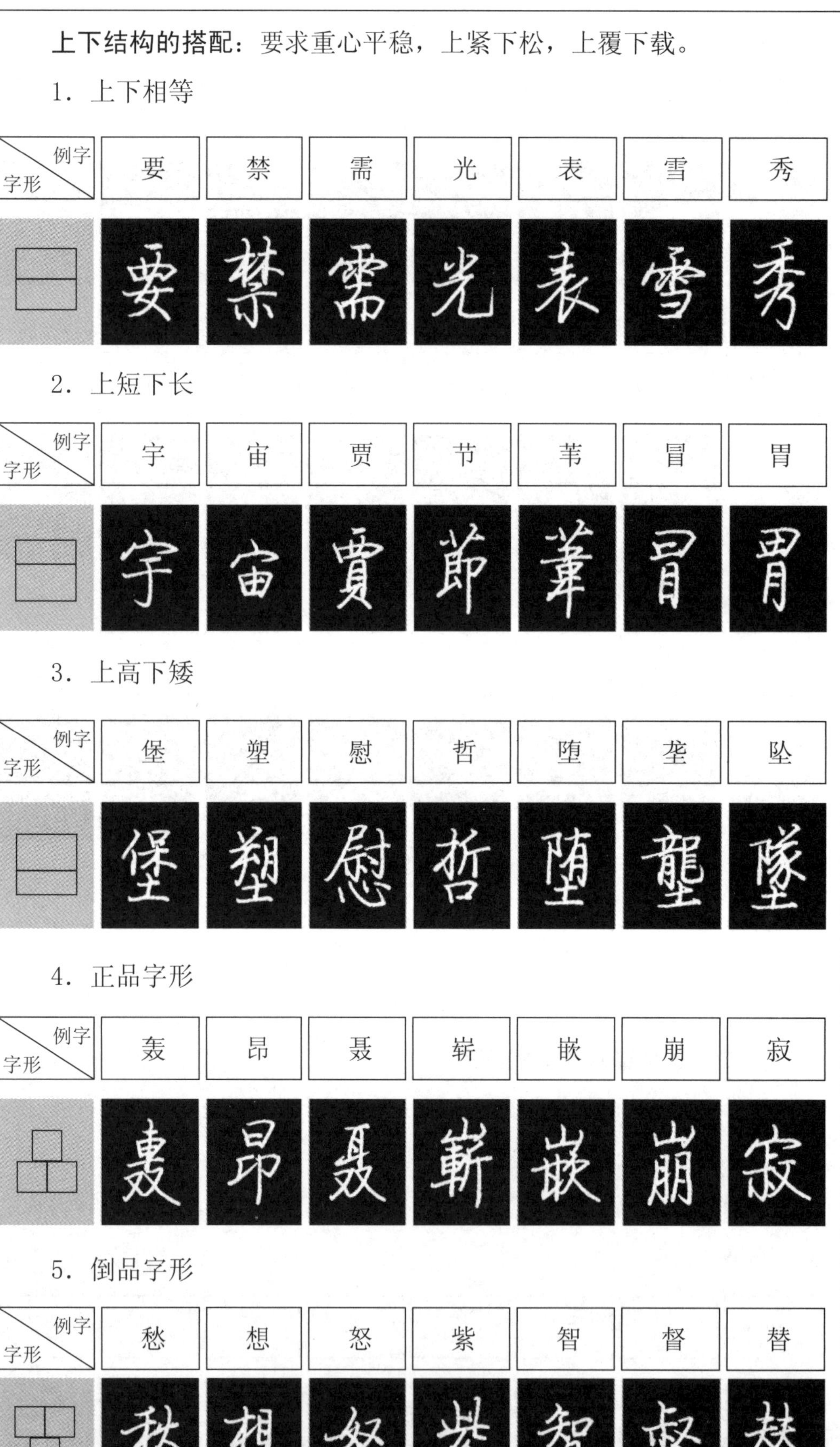

上下结构的搭配：要求重心平稳，上紧下松，上覆下载。

1．上下相等

例字／字形	要	禁	需	光	表	雪	秀

2．上短下长

例字／字形	宇	宙	贾	节	苇	冒	胃

3．上高下矮

例字／字形	堡	塑	慰	哲	堕	垄	坠

4．正品字形

例字／字形	轰	昂	聂	崭	嵌	崩	寂

5．倒品字形

例字／字形	愁	想	怒	紫	智	督	替

左右结构的搭配：左紧右松，或左缩右舒，互相呼应，整体协调。

1．左右相等

例字 / 字形	颗	颠	林	醒	封	肆	非
	颗	颠	林	醒	封	肆	非

2．左窄右宽

例字 / 字形	温	提	接	循	梅	情	伯
	温	提	接	循	梅	情	伯

3．左宽右窄

例字 / 字形	影	卧	剖	到	剥	引	外
	影	卧	剖	到	剥	引	外

4．左长右短，右靠下

例字 / 字形	和	如	扣	虹	佃	狂	扫
	和	如	扣	虹	佃	狂	扫

5．左短右长，左靠上

例字 / 字形	喊	吸	呼	吹	明	巧	吧
	喊	吸	呼	吹	明	巧	吧

左中右结构的搭配：要求中间稳重，左右依附，间距适当。

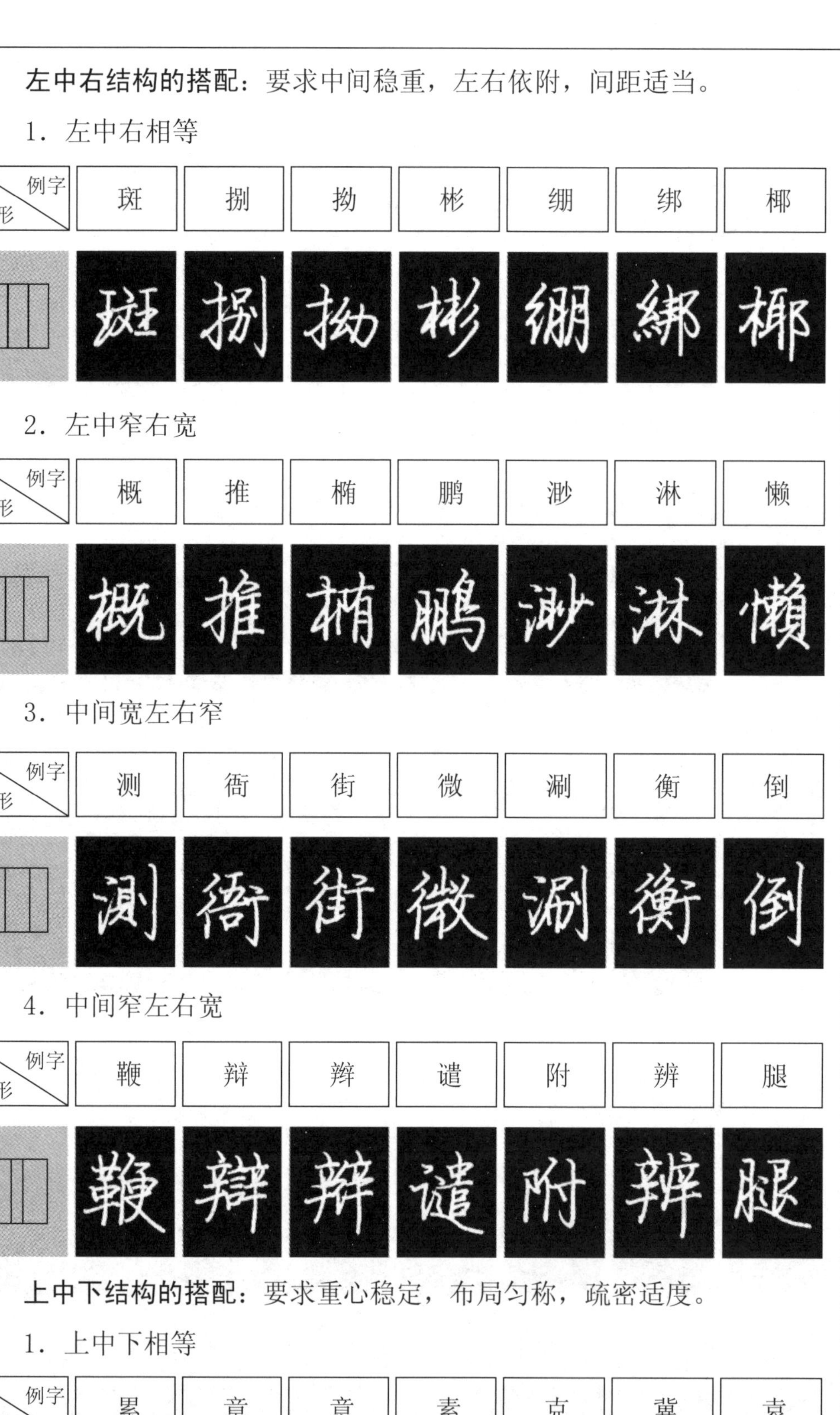

1．左中右相等

例字 字形	斑	捌	拗	彬	绷	绑	椰

2．左中窄右宽

例字 字形	概	推	椭	鹏	渺	淋	懒

3．中间宽左右窄

例字 字形	测	衙	街	微	涮	衡	倒

4．中间窄左右宽

例字 字形	鞭	辩	辫	谴	附	辨	腿

上中下结构的搭配：要求重心稳定，布局匀称，疏密适度。

1．上中下相等

例字 字形	累	章	意	素	克	冀	袁

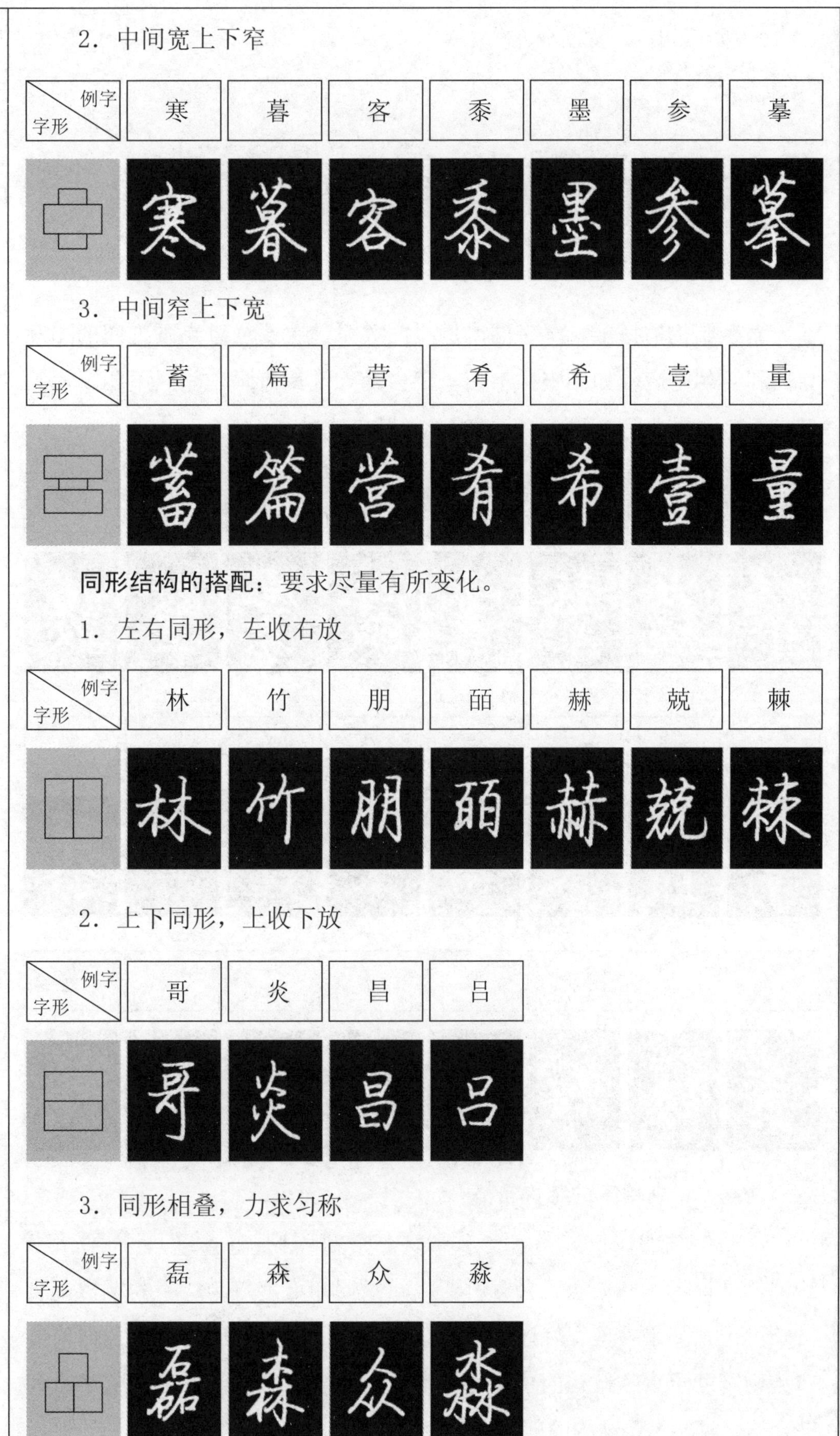

2．中间宽上下窄

例字	寒	暮	客	黍	墨	参	摹

3．中间窄上下宽

例字	蓄	篇	营	肴	希	壹	量

同形结构的搭配：要求尽量有所变化。

1．左右同形，左收右放

例字	林	竹	朋	皕	赫	兢	棘

2．上下同形，上收下放

例字	哥	炎	昌	吕

3．同形相叠，力求匀称

例字	磊	森	众	淼

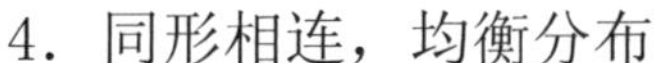

4．同形相连，均衡分布

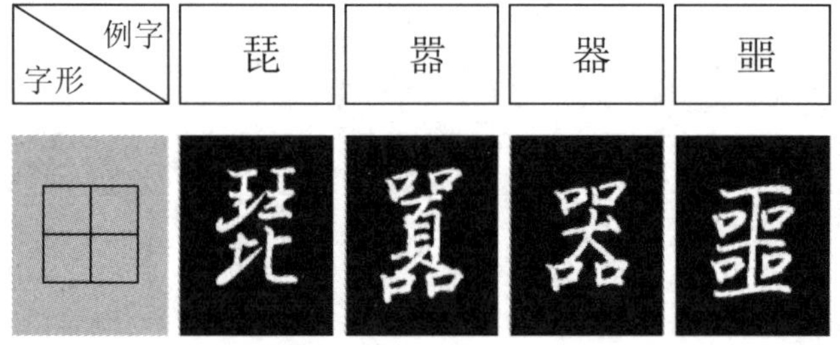

繁杂结构的搭配：汉字的比例搭配关系，主要注意点画之间的相互穿插和互相呼应。如果安排不当，就会使人觉得点画之间互不相干，缺乏灵魂感。要求重心平稳，穿插得体，呼应连贯。

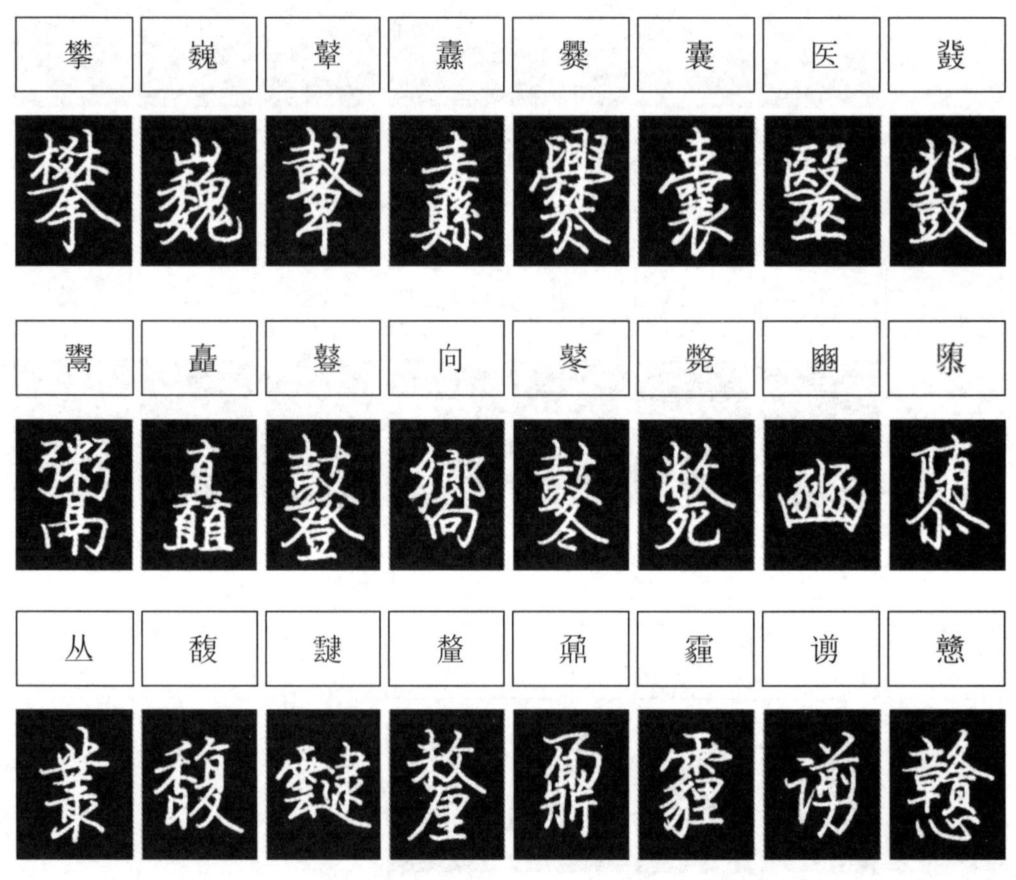

（三）楷书单字的结构布势

汉字结构的比例关系，一般来说是针对印刷体而言的；而对于书法创作来说，比例关系就会有所变化。我们知道，点画线条和偏旁部首可长可短，如果处理得好，能够充分地表现汉字的气韵与神采；而举陈布势则有助于单字结构的优美与生动。在对立中求统一，在变化中求和谐，这是汉字书法结构的创作规律。

1．独体结构的字，一般字形比较小，书写时宜写得小而得体，不失启功体楷书的韵味。

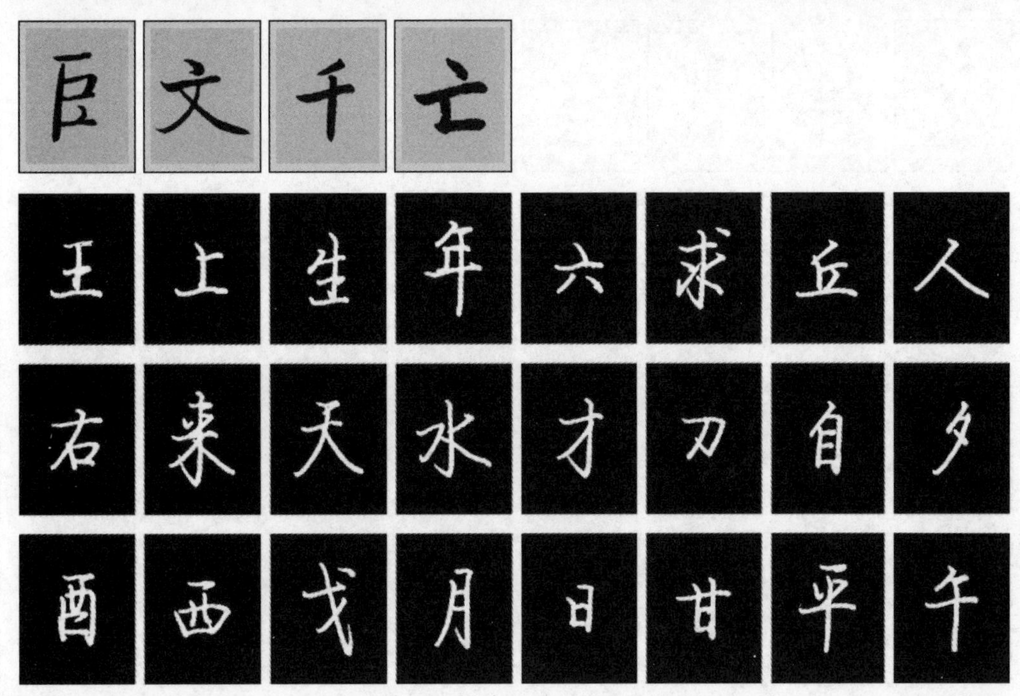

2．这些字的横画宜写得左低右高，中竖宜写得挺而不偏，整个字要写得稳妥耐看，不要显得过于单调。

女 丁 古 大

十 千 帝 祥 古 阜 半 華

华 卓 幸 早 干 畢 毕 卒

韋 韦 市 牛 下 丰 年 平

3．这些字的笔画长短要有所变化，该长则长，该短则短。有的笔画要放开些去写，间隔距离要安排妥帖。

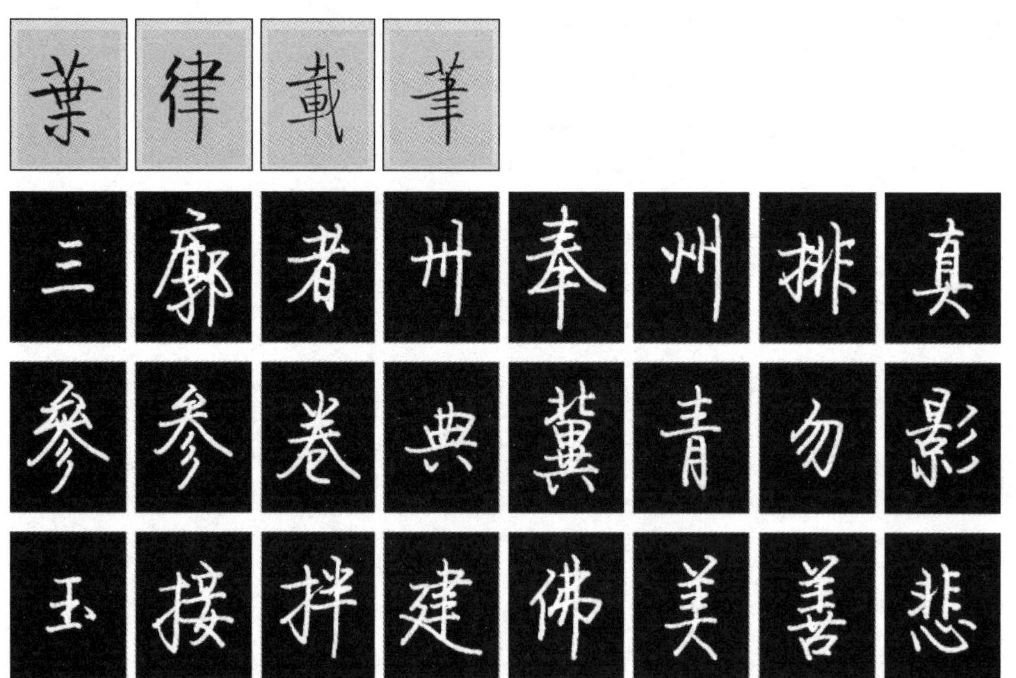

4．这些字的上下、左右、宽窄等各个部分要安排得当，使整个字外放内敛，结构紧凑有神。

曠 鑒 厠 腐

昔 智 泉 埋 票 秋 斌 標

梁 嘴 囂 嚣 鵝 鹅 歌 矮

歙 賀 贺 賊 贼 囊 蕩 荡

5．这些字的长撇宜有变化，或者与捺协调。在书写的过程中，要随势而变，巧妙安排笔画，整个字就会滋生韵味。

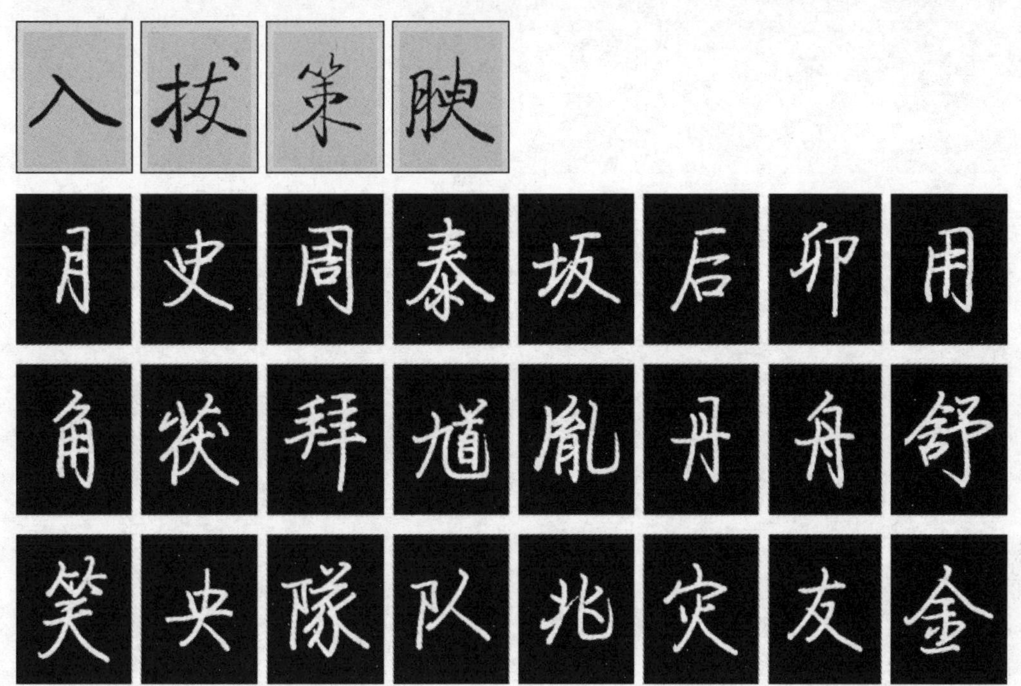

6．写短撇时，要平势写出，撇而不垂。起笔时不宜太重，应考虑与下一笔呼应连贯。

兵 受 重 委

千 禾 禹 重 氏 失 复 卑

肴 秉 乘 粤 [illegible] 系 希 朱

丘 長 长 午 每 色 久 年

7．书写弯钩或竖钩的字时，钩的头尾要上下对齐或与上部的中心点对齐，写出的字才会有稳妥的感觉。书写时，要随前面的笔势来写弯钩或竖钩的位置。

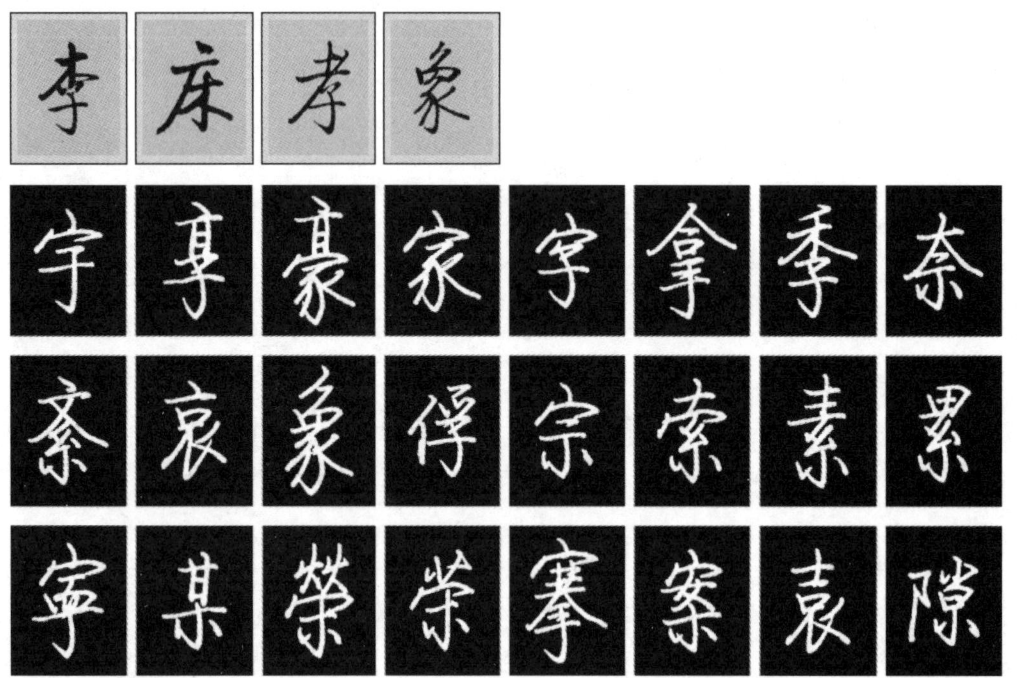

8．这类字，左边要写得短而小，宜往上提。右边的部分不要写得过于松散，要与左边相呼应。

拗 巧 功 凋

坤 唯 冰 竭 噪 噫 壤 坊

碎 吻 吹 端 凉 呵 埋 域

堵 难 艰 功 攻 烽 次 螺

9．这类字右旁要写得小些，而且可以把它安排在下方一点。要注意整个字的协调。

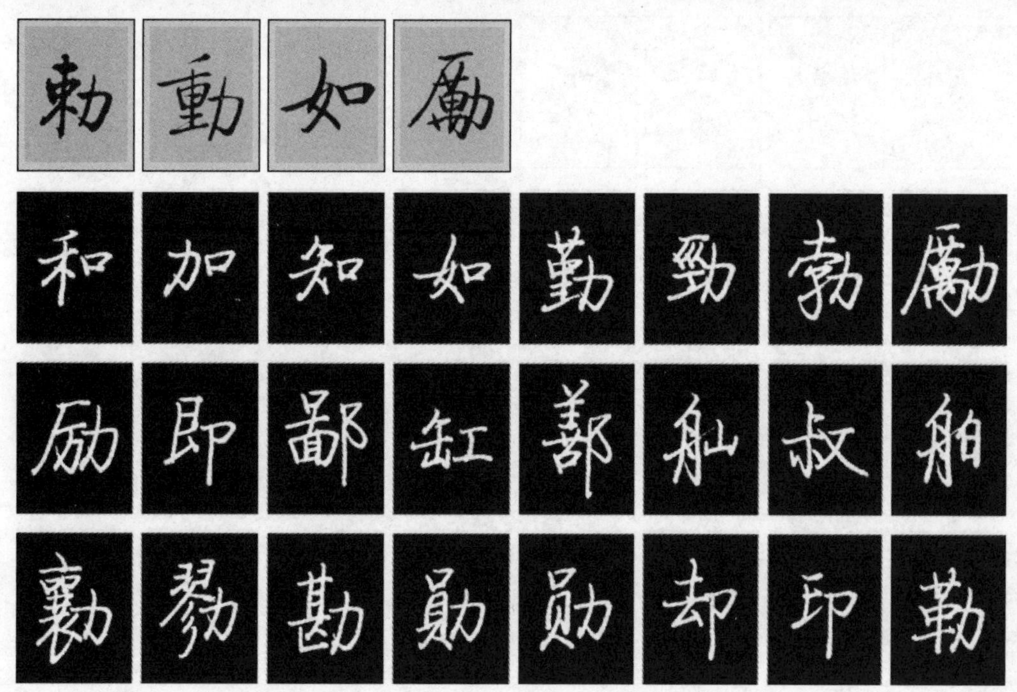

10．左撇右捺的字，宜写得舒展平衡。而且在一个字当中，若有多个相同的笔画出现，应尽量有所变化。

11．撇捺相交的字，其交点要与整个字的上面或下面的中心点对正，才容易把字写得平稳。宜随时注意字势的变化。

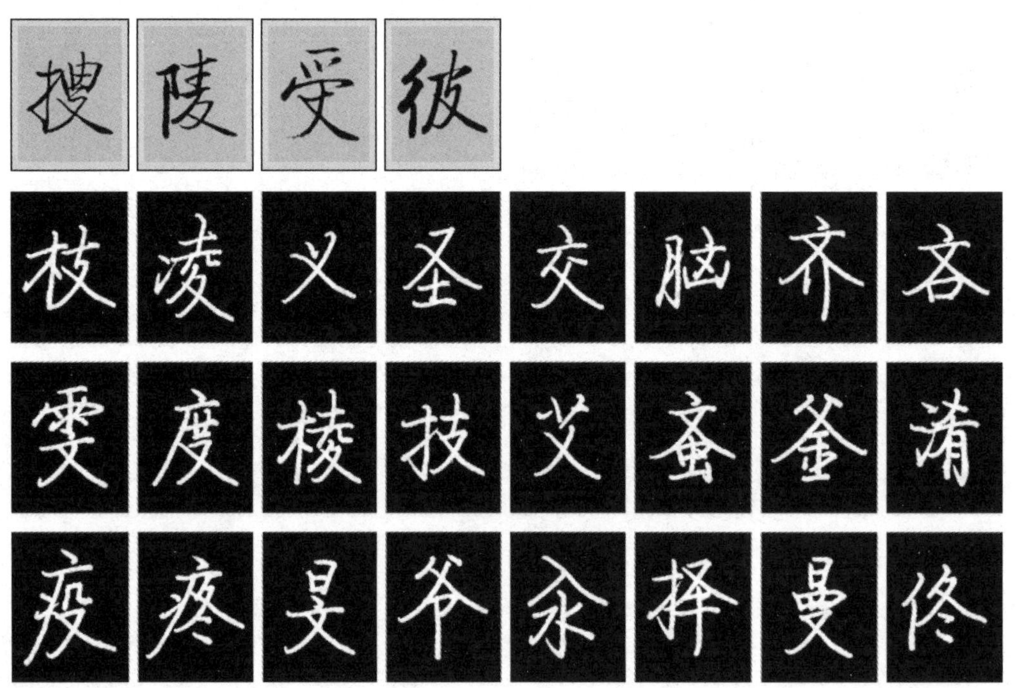

12．左耳刀较为狭窄宜让右，右耳刀较为宽长宜配左，整个字才能协调好。左耳刀的竖不宜太长，且要写成垂露竖；右耳刀的竖不宜太短，且要写成悬针竖。

陽 阮 郎 鄰

陳 陈 階 阶 陸 陆 除 防

陶 院 隆 限 鄭 郑 邛 郡

邦 邪 祁 鄰 郤 耶 郊 郎

13．带框的字如口字、日字、目字等字的右下角，以竖包横者为多，应以整个字的结构美为原则。方框宜写得硬朗而有精神。

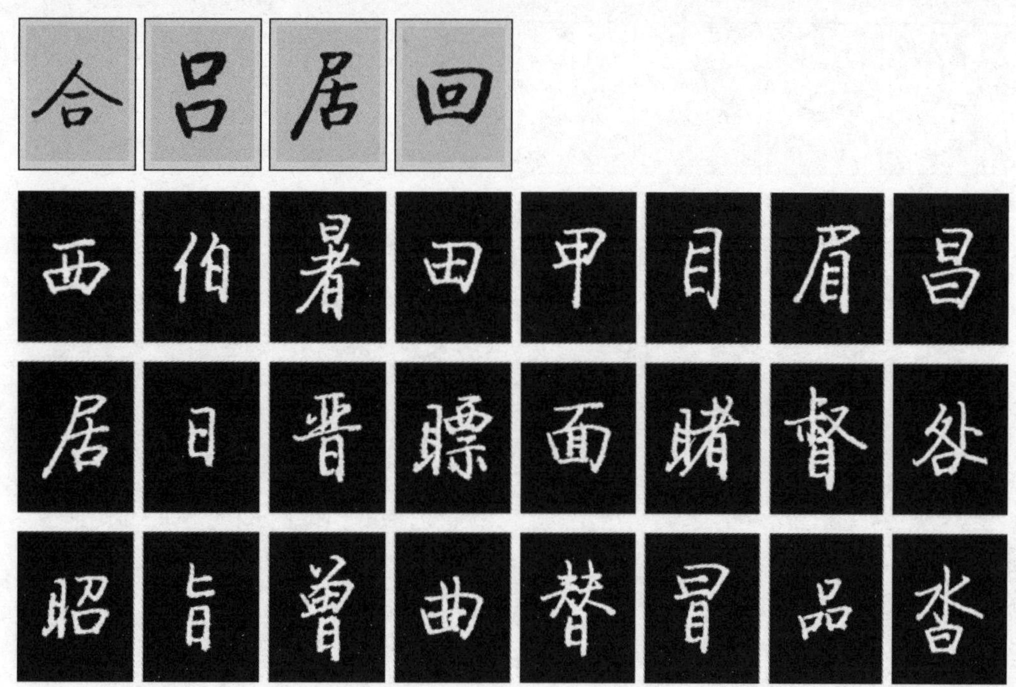

14．国字框的字要放松笔调去写，但又要显得外紧内满，四平八稳，而又不失优美。

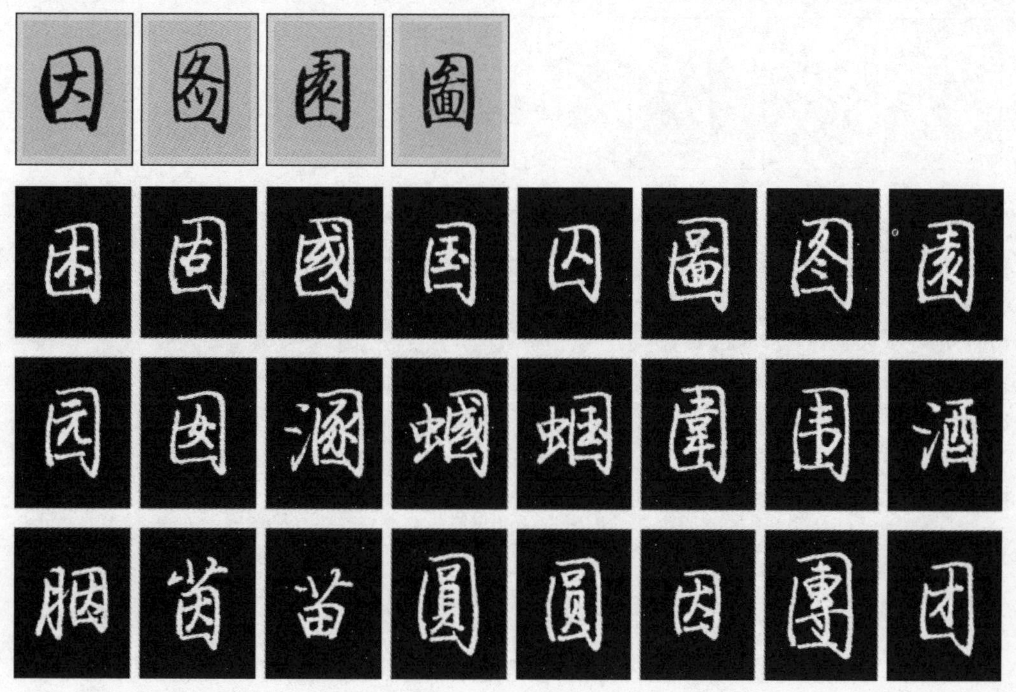

15．这类左右结构的字左右两边上下各成一线，右边部分或高或低，不要与左边部分上下平齐缺少变化，以左右协调为原则。

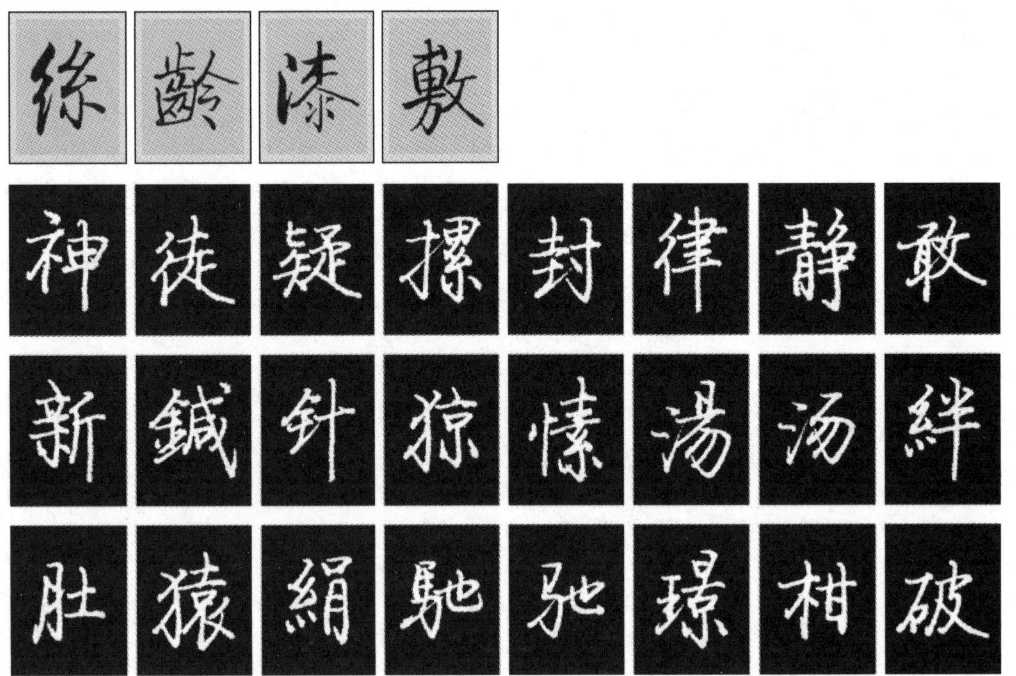

16．这些字多点或多撇，书写宜有所变化，这样会使得整个字的结构更具态势。

参 湯 物 家

杉 心 必 彫 彥 形 兴 彰

然 蒸 須 须 影 蜜 膠 急

恋 恣 慈 炎 恭 谬 谚 濾

17．这类左右大小相等的字，书写时宜把左右两边写得上下不齐，有所错落而显韵致。

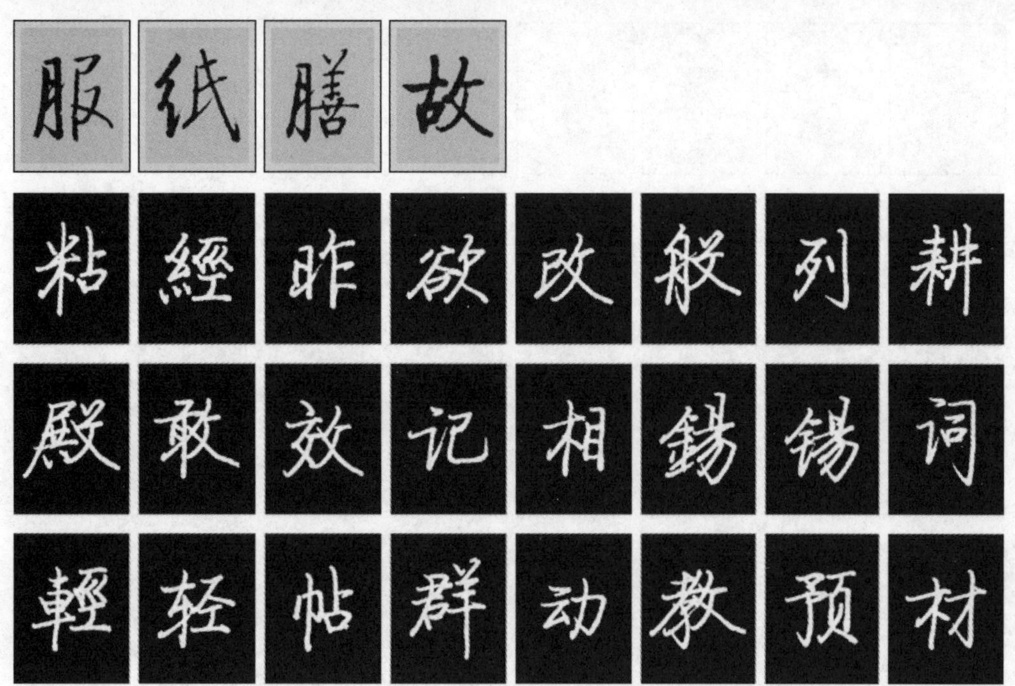

18．这类左窄右宽的字，左右两边宜写得有所变化，大小协调，整体结构稳健优美。

接 倫 肥 陋

休 佳 代 性 懷 怀 清 波

池 凄 滞 地 時 祥 停 往

琛 城 壮 挹 俯 悦 撰 准

19．这类上下大小相等的字，书写时应避免写得上下均衡，宜求上下协调呼应，使整个字浑然一体。

贅 蜚 妄 皆

臭 思 案 架 乐 碧 臂 皆

奄 膺 質 质 智 繁 昆 弊

青 想 森 歪 憑 凭 集 美

20．这类字上下不等，宜力求变化，上下掩映成韵。多注意整体的流畅感。

箴 寂 琴 寵

孟 泰 養 养 墜 坠 照 壑

壽 寿 聲 奉 念 愈 蓋 盖

吴 屠 霞 呈 蔽 寺 鹰 年

21．这类左中右与上中下结构的字，宜各部分相互照应，使整个字协调优美，体现出楷书的流畅蕴藉。

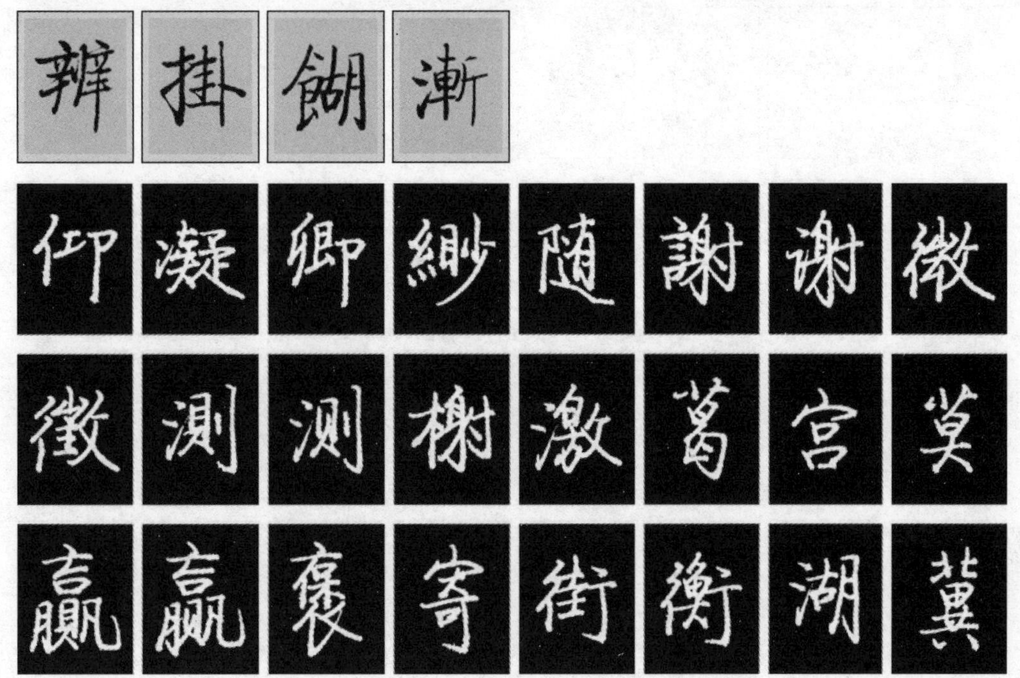

22．这类半包围结构的字，宜盖住下面部分或托起上面部分，使之整体优美。

向 迁 随 庵

展 居 屋 鹿 序 疾 厥 臣

超 远 近 道 避 遂 可 越

延 起 建 造 向 周 岡 网

23. 这些字为了书写的方便，加入了行书的笔画，运用简单的点画替代了局部的结构，有的甚至省去一部分，但字形轮廓大体未变。

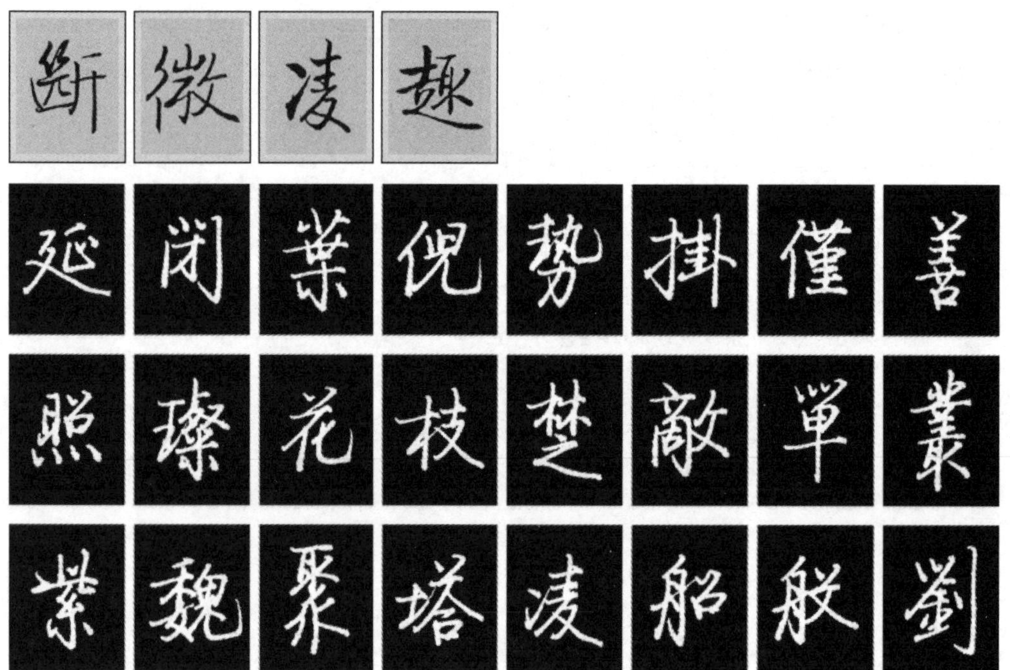

第六章

硬笔临摹启功楷书墨迹单字

如果想要把启功体硬笔书法写好，临摹启功书法墨迹是十分必要的。这有利把握字的结构和整体风格。

这部分收集了启功先生的部分墨迹单字，并由笔者用普通钢笔作了示范，供读者参考。

丁 工 己 及 吕 夕 仁 亡

丁 工 己 及 吕 夕 仁 亡

丸 方 女 光 必 父 予 巾

丸 方 女 光 必 父 予 巾

令 石 中 人 正 心 乃 比

令 石 中 人 正 心 乃 比

回 仕 色 少 率 民 兵 谷

回 仕 色 少 率 民 兵 谷

發 道 吉 收 大 名 也 口

發 道 吉 收 大 名 也 口

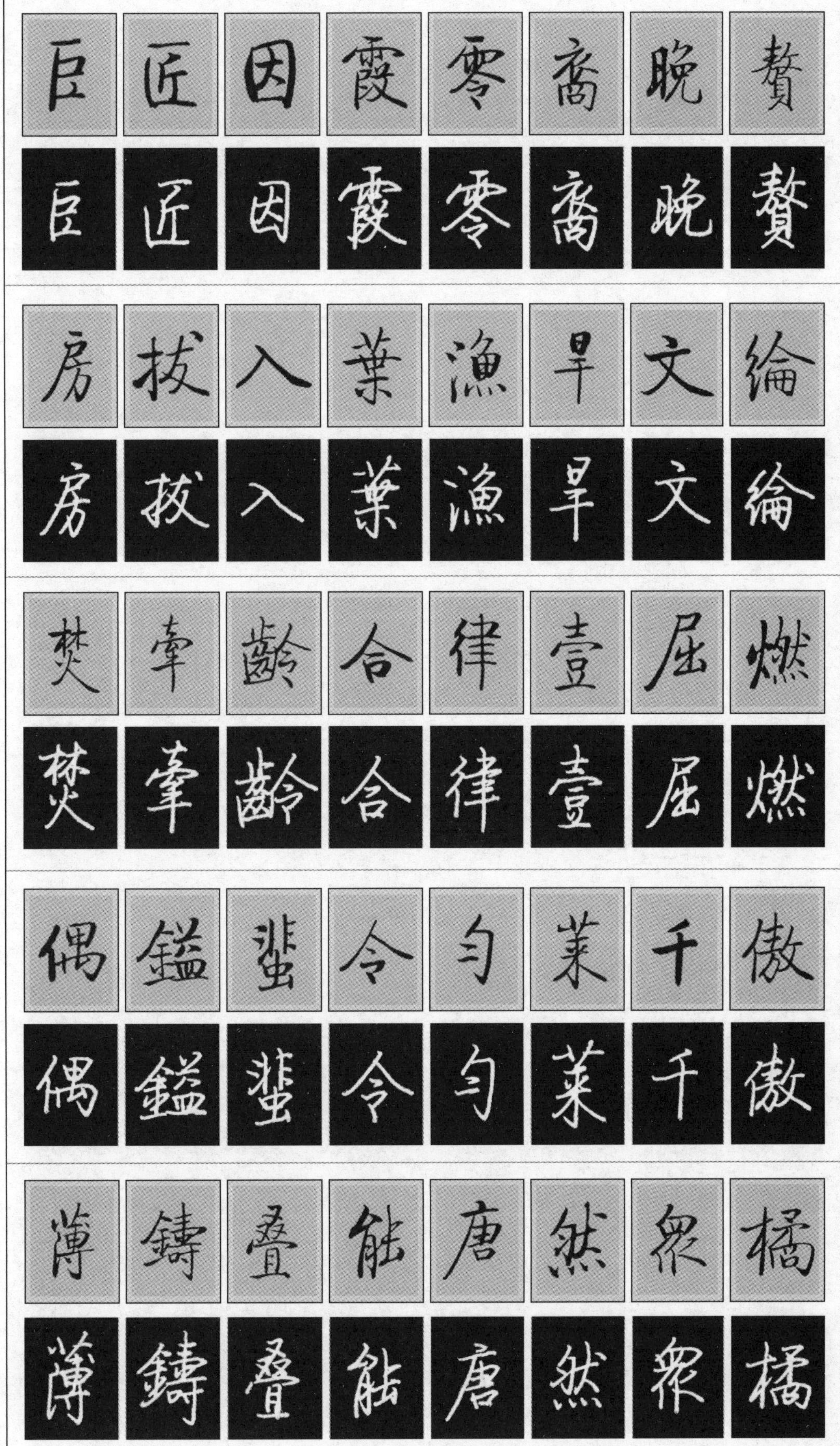
巨 匠 因 霞 零 离 晚 贅
房 拔 入 葉 漁 旱 文 綸
焚 韋 齡 合 律 壹 屈 燃
偶 鎰 蜚 令 匀 萊 千 傲
薄 鑄 疊 觥 唐 然 衆 橘

漆	墨	火	犀	劫	葵	腐	衡
漆	墨	火	犀	劫	葵	腐	衡
贈	類	楊	昜	杜	預	宋	僻
贈	類	楊	昜	杜	預	宋	僻
馬	掛	疾	舊	雪	人	陵	角
馬	掛	疾	舊	雪	人	陵	角
高	盞	華	兀	厠	鮀	寥	僅
高	盞	華	兀	厠	鮀	寥	僅
鏡	鳴	幅	餬	胸	良	帆	參
鏡	鳴	幅	餬	胸	良	帆	參

腴	鯨	宅	儀	膏	旬	敷	煙
腴	鯨	宅	儀	膏	旬	敷	煙
我	鈞	坳	瓶	見	鴇	斧	蔚
我	鈞	坳	瓶	見	鴇	斧	蔚
框	頷	暮	層	助	擅	泰	渥
框	頷	暮	層	助	擅	泰	渥
描	醉	更	吟	善	童	署	奬
描	醉	更	吟	善	童	署	奬
慰	蟻	瓣	底	錢	渺	晴	辛
慰	蟻	瓣	底	錢	渺	晴	辛

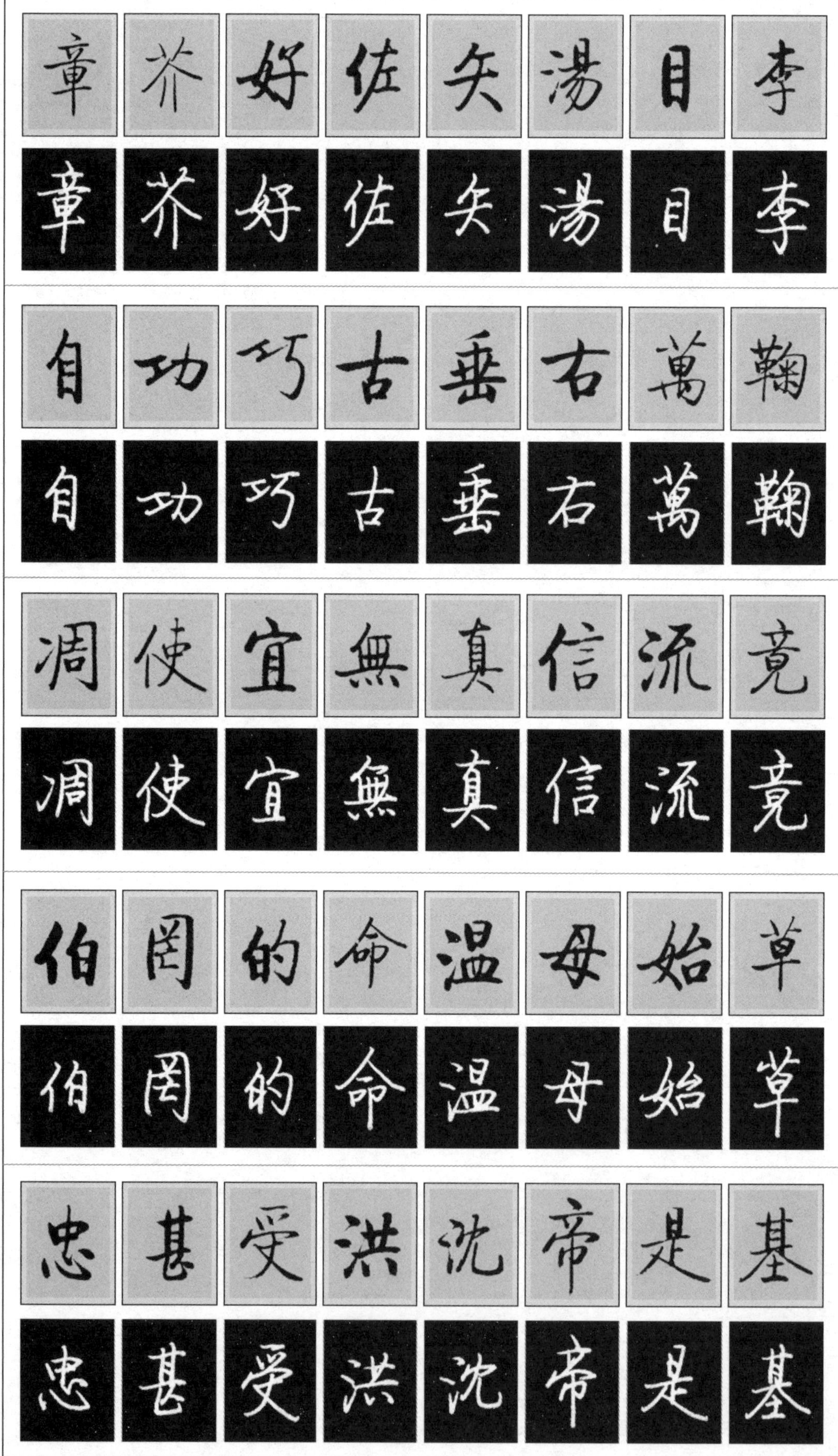
章 芥 好 佐 矢 湯 目 李
自 功 巧 古 垂 右 萬 鞠
凋 使 宜 無 真 信 流 竟
伯 图 的 命 温 母 始 草
忠 甚 受 洪 沈 帝 是 基

從	長	即	委	陽	彼	禍	善
從	長	即	委	陽	彼	禍	善
孝	枇	弦	商	君	畏	垣	抽
孝	枇	弦	商	君	畏	垣	抽
床	周	傳	南	面	筍	暑	重
床	周	傳	南	面	筍	暑	重
新	宮	象	鳥	庶	氣	過	意
新	宮	象	鳥	庶	氣	過	意
宣	圓	每	連	滿	荒	軍	酒
宣	圓	每	連	滿	荒	軍	酒

房 篤 神 逐 路 逼 侍 崑

房 篤 神 逐 路 逼 侍 崑

逸 物 堂 其 紈 與 造 器

逸 物 堂 其 紈 與 造 器

荃 貢 煒 服 故 貽 阮 晃

荃 貢 煒 服 故 貽 阮 晃

崗 宰 帶 旋 富 都 膳 馬

崗 宰 帶 旋 富 都 膳 馬

莊 施 肥 紙 運 哉 陋 倫

莊 施 肥 紙 運 哉 陋 倫

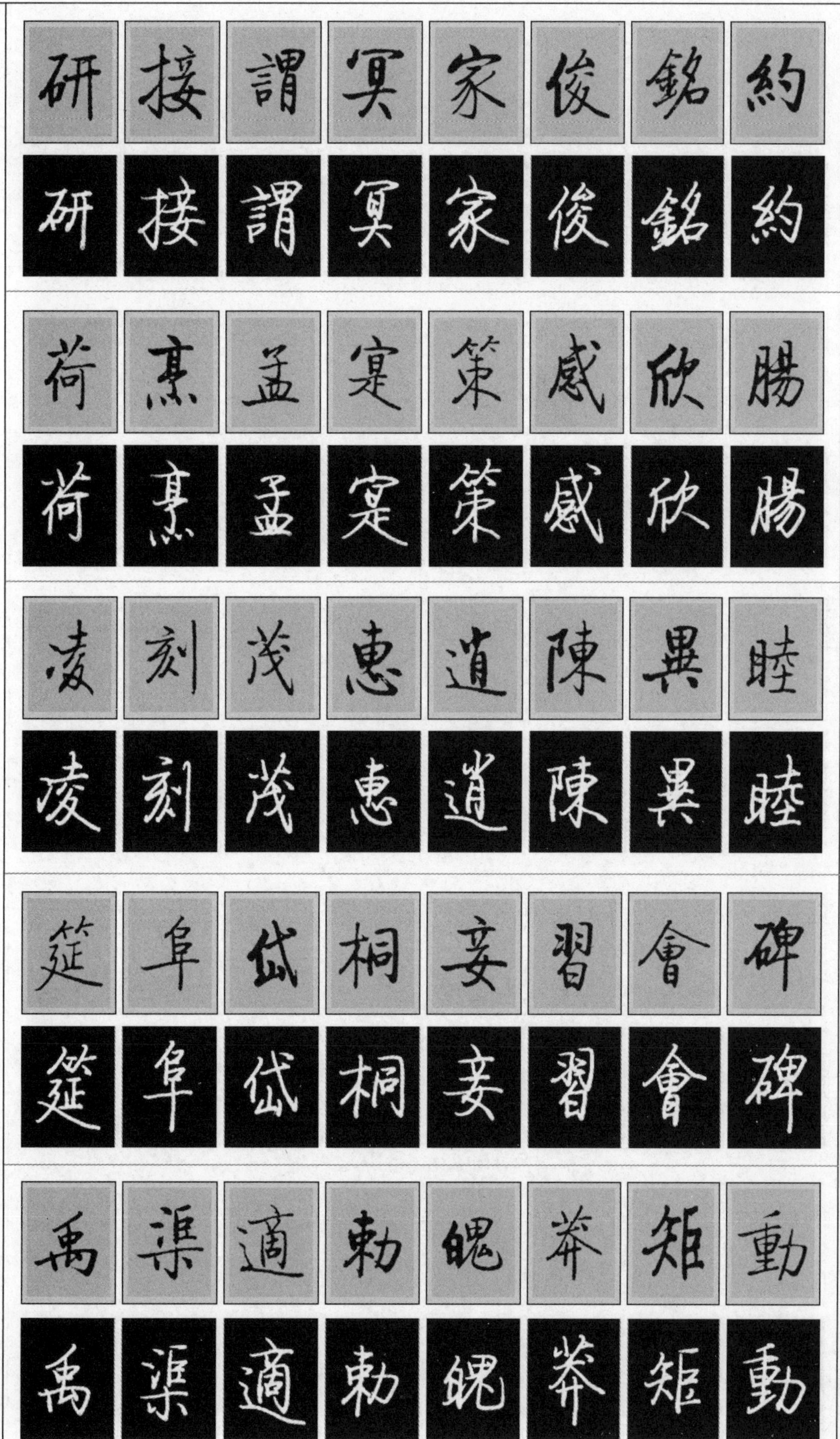
研 接 謂 冥 家 俊 銘 約
研 接 謂 冥 家 俊 銘 約
荷 熏 孟 寔 策 感 欣 腸
荷 熏 孟 寔 策 感 欣 腸
凌 刻 茂 惠 道 陳 異 睦
凌 刻 茂 惠 道 陳 異 睦
筵 阜 岱 桐 妾 習 會 碑
筵 阜 岱 桐 妾 習 會 碑
禹 渠 適 勅 魄 莽 矩 動
禹 渠 適 勅 魄 莽 矩 動

孰 勞 釣 殆 紡 尊 被 幾

孰 勞 釣 殆 紡 尊 被 幾

捕 躬 徽 漠 德 素 飛 祇

捕 躬 徽 漠 德 素 飛 祇

滄 淑 當 秉 畝 春 累 皆

滄 淑 當 秉 畝 春 累 皆

箴 野 鳴 勉 尋 孤 超 洞

箴 野 鳴 勉 尋 孤 超 洞

嵇 幸 寂 御 聆 假 斬 煌

嵇 幸 寂 御 聆 假 斬 煌

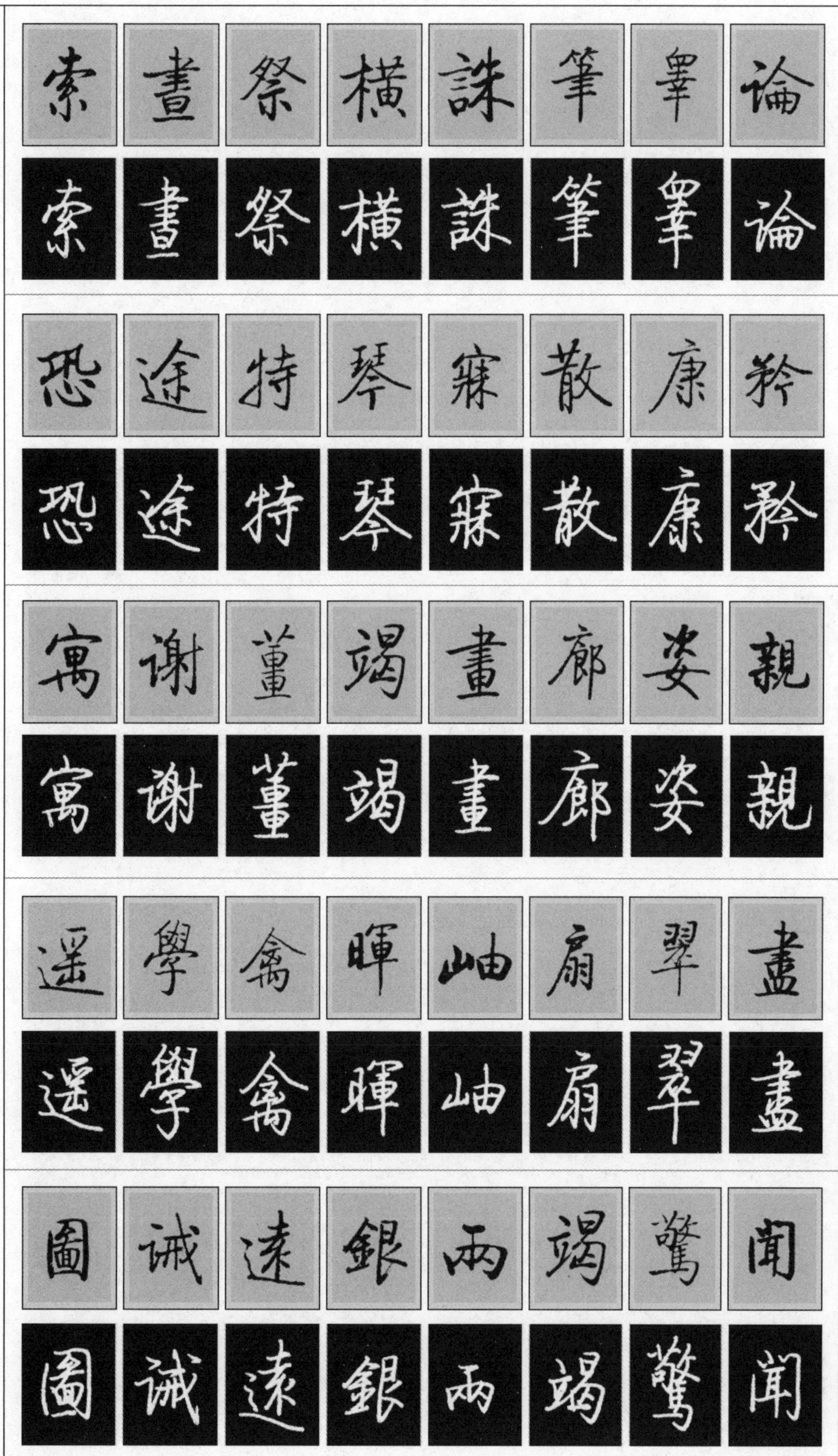

射	矯	遜	躭	操	轂	磻	魏
射	矯	遜	躭	操	轂	磻	魏
剪	碣	穡	輦	勒	弱	韓	塞
剪	碣	穡	輦	勒	弱	韓	塞
稼	縣	賓	濟	遵	縈	茲	羅
稼	縣	賓	濟	遵	縈	茲	羅
駕	輔	盟	禪	巖	肆	纓	營
駕	輔	盟	禪	巖	肆	纓	營
滅	戚	鉅	敦	鑒	遼	駭	瞭
滅	戚	鉅	敦	鑒	遼	駭	瞭

絳 熟 察 盜 賊 瞻 感 稷
絳 熟 察 盜 賊 瞻 感 稷

庸 稽 嘯 懸 機 黍 賞 續
庸 稽 嘯 懸 機 黍 賞 續

領 釋 嘉 載 嗣 嫡 綏 鈞
領 釋 嘉 載 嗣 嫡 綏 鈞

寡 曆 園 讌 增 奏 遣 墻
寡 曆 園 讌 增 奏 遣 墻

慮 辱 糧 寵 藍 翳 辨 厥
慮 辱 糧 寵 藍 翳 辨 厥

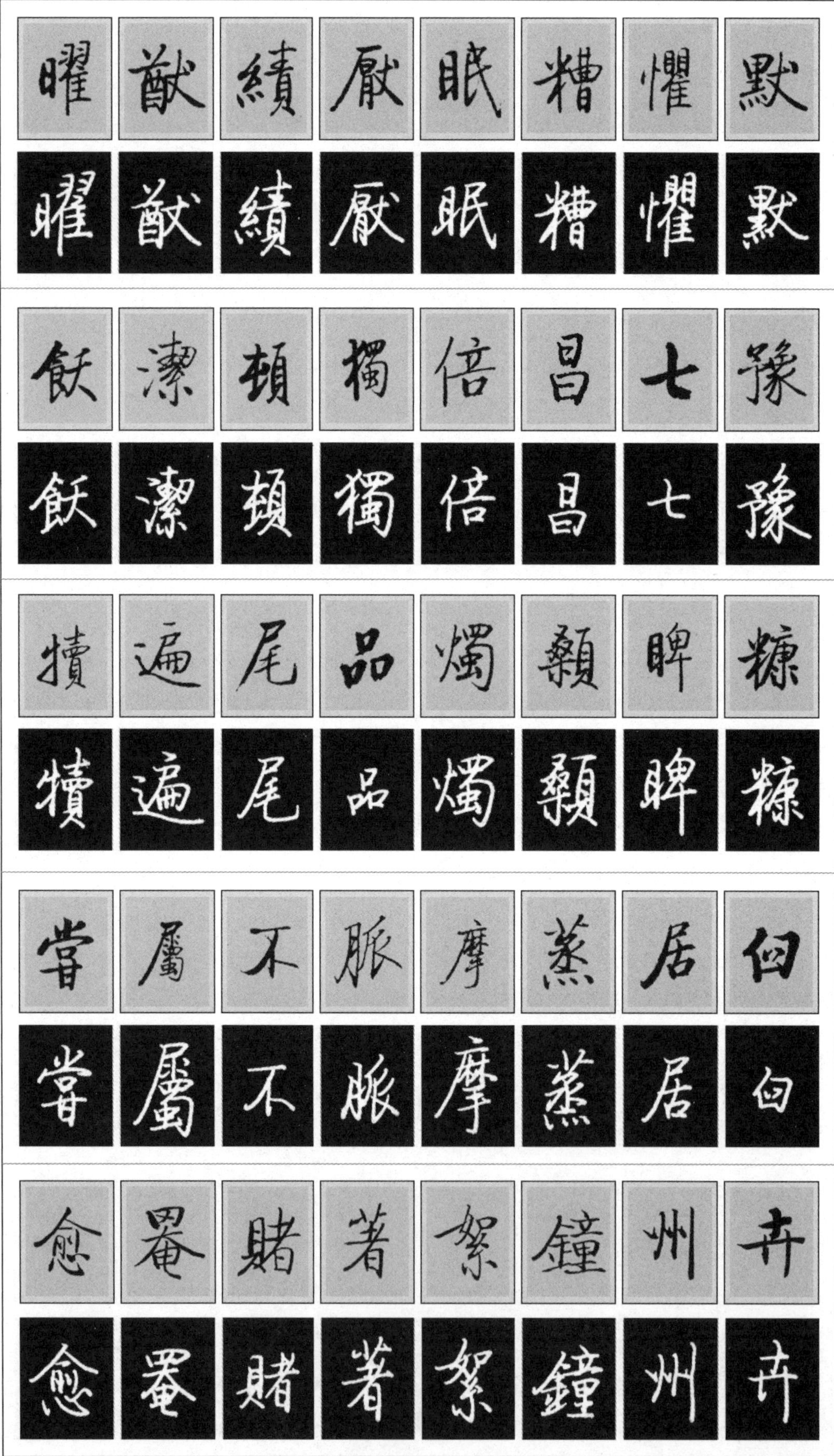

油 賭 悛 叨 類 喁 贊 侯

油 賭 悛 叨 類 喁 贊 侯

派 璨 煌 芳 吴 徐 芭 局

派 璨 煌 芳 吴 徐 芭 局

燈 旁 饞 永 掩 蘇 停 通

燈 旁 饞 永 掩 蘇 停 通

虎 曉 逝 鼎 盧 送 債 揭

虎 曉 逝 鼎 盧 送 債 揭

哀 槌 覃 順 塊 卷 叢 坤

哀 槌 覃 順 塊 卷 叢 坤

惜 璀 壁 靡 貶 乳 舨 竹

惜 璀 壁 靡 貶 乳 舨 竹

仰 腔 迪 架 晾 滴 舒 除

仰 腔 迪 架 晾 滴 舒 除

茅 偏 淹 密 魏 夷 聚 找

茅 偏 淹 密 魏 夷 聚 找

提 稿 達 倍 浩 憬 唱 孺

提 稿 達 倍 浩 憬 唱 孺

瞰 鋒 虹 航 須 剖 即 鴻

瞰 鋒 虹 航 須 剖 即 鴻

第七章

启功体钢笔楷书参考字帖

在硬笔书法的学习中，单字的临摹练习固然重要，但是实际的书写练习更有益于运用。在这里，笔者用普通钢笔书写了唐宋诗若干篇，供启功体硬笔书法爱好者学习参考。

題龍陽縣青草湖

西風吹老洞庭波
一夜湘君白髮多
醉後不知天在水
满船清夢壓星河

社日

鹅湖山下稻粱肥
豚柵鷄棲半掩扉
桑柘影斜春社散
家家扶得醉人歸

题龙阳县青草湖（唐·唐温如）
西风吹老洞庭波，一夜湘君白发多。
醉后不知天在水，满船清梦压星河。

社　日（唐·王驾）
鹅湖山下稻粱肥，豚栅鸡栖半掩扉。
桑柘影斜春社散，家家扶得醉人归。

淮上與友人别

揚子江頭楊柳春
楊花愁殺渡江人
數聲風笛離亭晚
君向瀟湘我向秦

淮上与友人别（唐·郑谷）
扬子江头杨柳春，杨花愁杀渡江人。
数声风笛离亭晚，君向潇湘我向秦。

臺城

江雨霏霏江草齊
六朝如夢鳥空啼
無情最是臺城柳
依舊煙籠十里堤

台　城（唐·韦庄）
江雨霏霏江草齐，六朝如梦鸟空啼。
无情最是台城柳，依旧烟笼十里堤。

蜂

不論平地與山尖
無限風光盡被占
採得百花成蜜後
為誰辛苦為誰甜

白蓮

素蘤多蒙别艷欺
此花端合在瑶池
無情有恨何人覺
月曉風清欲墮時

蜂（唐·罗隐）

不论平地与山尖，无限风光尽被占。
采得百花成蜜后，为谁辛苦为谁甜？

白莲（唐·陆龟蒙）

素蘤多蒙别艳欺，此花端合在瑶池。
无情有恨何人觉，月晓风清欲堕时。

江樓有感

獨上江樓思渺然
月光如水水如天
同来望月人何處
風景依稀似去年

江楼有感（唐·赵嘏）
独上江楼思渺然，月光如水水如天。
同来望月人何处？风景依稀似去年。

和韓冬郎詩句

十年裁诗走馬成
冷灰殘燭動離情
桐花萬里丹山路
雏鳳清於老鳳聲

和韩冬郎诗句（唐·李商隐）
十年裁诗走马成，冷灰残烛动离情。
桐花万里丹山路，雏凤清于老凤声。

夜雨寄北

君	問	歸	期	未	有	期
巴	山	夜	雨	漲	秋	池
何	當	共	剪	西	窗	燭
却	话	巴	山	夜	雨	時

贈别

多	情	却	似	總	無	情
唯	覺	樽	前	笑	不	成
蠟	燭	有	心	還	惜	别
替	人	垂	淚	到	天	明

夜雨寄北（唐·李商隐）
君问归期未有期，巴山夜雨涨秋池。
何当共剪西窗烛，却话巴山夜雨时。

赠 别（唐·杜牧）
多情却似总无情，唯觉樽前笑不成。
蜡烛有心还惜别，替人垂泪到天明。

将赴吴興登樂遊原

清時有味是無能
閑愛孤雲静愛僧
欲把一麾江海去
樂遊原上望昭陵

将赴吴兴登乐游原（唐·杜牧）
清时有味是无能，闲爱孤云静爱僧。
欲把一麾江海去，乐游原上望昭陵。

清明

清明時節雨紛紛
路上行人欲斷魂
借問酒家何處有
牧童遥指杏花邨

清　明（唐·杜牧）
清明时节雨纷纷，路上行人欲断魂。
借问酒家何处有，牧童遥指杏花村。

題金陵渡

金陵津渡小山樓
一宿行人自可愁
潮落夜江斜月里
兩三星火是瓜洲

離思

曾經滄海難為水
除却巫山不是雲
取次花叢懶回顧
半緣脩道半緣君

題金陵渡（唐·张祜）

金陵津渡小山楼，一宿行人自可愁。
潮落夜江斜月里，两三星火是瓜洲。

离　思（唐·元稹）

曾经沧海难为水，除却巫山不是云。
取次花丛懒回顾，半缘修道半缘君。

贈江客

江柳影寒新雨地
塞鴻聲急欲霜天
愁君獨向沙頭宿
水繞蘆花月滿船

烏衣巷

朱雀橋邊野草花
烏衣巷口夕陽斜
舊時王謝堂前燕
飛入尋常百姓家

赠江客（唐·白居易）
江柳影寒新雨地，塞鸿声急欲霜天。
愁君独向沙头宿，水绕芦花月满船。

乌衣巷（唐·刘禹锡）
朱雀桥边野草花，乌衣巷口夕阳斜。
旧时王谢堂前燕，飞入寻常百姓家。

秋词

自古逢秋悲寂寥
我言秋日勝春朝
晴空一鶴排雲上
便引詩情到碧霄

題都城南莊

去年今日此門中
人面桃花相映紅
人面不知何處去
桃花依舊笑春風

秋词（唐·刘禹锡）
自古逢秋悲寂寥，我言秋日胜春朝。
晴空一鹤排云上，便引诗情到碧霄。

题都城南庄（唐·崔护）
去年今日此门中，人面桃花相映红。
人面不知何处去，桃花依旧笑春风。

题竹石

咬定青山不放松
立根原在破巖中
千磨萬擊還堅勁
任尔東西南北風

晚春

草樹知春不久歸
百般紅紫斗芳菲
楊花榆莢無才思
惟解漫天作雪飛

题竹石（清·郑燮）
咬定青山不放松，立根原在破岩中。
千磨万击还坚劲，任尔东西南北风。

晚　春（唐·韩愈）
草树知春不久归，百般红紫斗芳菲。
杨花榆荚无才思，惟解漫天作雪飞。

滁州西澗

獨憐幽草澗邊生
上有黃鸝深樹鳴
春潮帶雨晚來急
野渡無人舟自横

寒食

春城無處不飛花
寒食東風御柳斜
日暮漢宫傳蠟燭
輕煙散入五侯家

滁州西涧（唐·韦应物）

独怜幽草涧边生，上有黄鹂深树鸣。
春潮带雨晚来急，野渡无人舟自横。

寒 食（唐·韩翃）

春城无处不飞花，寒食东风御柳斜。
日暮汉宫传蜡烛，轻烟散入五侯家。

楓橋夜泊

月落乌啼霜满天
江楓漁火對愁眠
姑蘇城外寒山寺
夜半鐘聲到客船

歸雁

瀟湘何事等閑回
水碧沙明兩岸苔
二十五弦彈夜月
不勝清怨却飛来

枫桥夜泊（唐·张继）
月落乌啼霜满天，江枫渔火对愁眠。
姑苏城外寒山寺，夜半钟声到客船。

归　雁（唐·钱起）
潇湘何事等闲回？水碧沙明两岸苔。
二十五弦弹夜月，不胜清怨却飞来。

逢入京使

故園東望路漫漫
雙袖龍鐘淚不乾
馬上相逢無紙筆
憑君傳語報平安

逢入京使（唐·岑参）
故园东望路漫漫，双袖龙钟泪不干。
马上相逢无纸笔，凭君传语报平安。

江南逢李龜年

岐王宅里尋常見
崔九堂前幾度聞
正是江南好風景
落花時節又逢君

江南逢李龟年（唐·杜甫）
岐王宅里寻常见，崔九堂前几度闻。
正是江南好风景，落花时节又逢君。

夜月

更深月色半人家
北斗闌干南斗斜
今夜偏知春氣暖
虫聲新透綠窗紗

别董大

千里黃雲白日曛
北風吹雁雪紛紛
莫愁前路無知己
天下誰人不識君

夜月（唐·刘方平）
更深月色半人家，北斗阑干南斗斜。
今夜偏知春气暖，虫声新透绿窗纱。

别董大（唐·高适）
千里黄云白日曛，北风吹雁雪纷纷。
莫愁前路无知己，天下谁人不识君？

春夜洛城聞笛

誰家玉笛暗飛聲
散入春風滿洛城
此夜曲中聞折柳
何人不起故園情

與史郎中欽聽黃鶴樓上吹笛

一爲遷客去長沙
西望長安不見家
黃鶴樓中吹玉笛
江城五月落梅花

春夜洛城闻笛（唐·李白）
谁家玉笛暗飞声，散入春风满洛城。
此夜曲中闻折柳，何人不起故园情！

与史郎中钦听黄鹤楼上吹笛（唐·李白）
一为迁客去长沙，西望长安不见家。
黄鹤楼中吹玉笛，江城五月落梅花。

早發白帝城

朝辭白帝彩雲間
千里江陵一日還
兩岸猿聲啼不住
輕舟已過萬重山

早发白帝城（唐·李白）

朝辞白帝彩云间，千里江陵一日还。
两岸猿声啼不住，轻舟已过万重山。

客中作

蘭陵美酒郁金香
玉碗盛來琥珀光
但使主人能醉客
不知何處是他鄉

客中作（唐·李白）

兰陵美酒郁金香，玉碗盛来琥珀光。
但使主人能醉客，不知何处是他乡。

望天門山

天門中斷楚江開
碧水東流至此回
兩岸青山相對出
孤帆一片日邊来

望天门山（唐·李白）
天门中断楚江开，碧水东流至此回。
两岸青山相对出，孤帆一片日边来。

望廬山瀑布

日照香爐生紫煙
遥看瀑布掛前川
飛流直下三千尺
疑是銀河落九天

望庐山瀑布（唐·李白）
日照香炉生紫烟，遥看瀑布挂前川。
飞流直下三千尺，疑是银河落九天。

陪客夜游洞庭之一

帝子潇湘去不還
空餘秋草洞庭間
淡掃明湖開玉鏡
丹青畫出是君山

陪客夜游洞庭之二

南湖秋水夜無煙
耐可乘流直上天
且就洞庭賒月色
將船買酒白雲邊

陪客夜游洞庭之一（唐·李白）
帝子潇湘去不还，空余秋草洞庭间。
淡扫明湖开玉镜，丹青画出是君山。

陪客夜游洞庭之二（唐·李白）
南湖秋水夜无烟，耐可乘流直上天？
且就洞庭赊月色，将船买酒白云边。

黄鹤楼送孟浩然之广陵

故人西辞黄鹤楼
烟花三月下扬州
孤帆远影碧空尽
唯见长江天际流

黄鹤楼送孟浩然之广陵（唐·李白）
故人西辞黄鹤楼，烟花三月下扬州。
孤帆远影碧空尽，唯见长江天际流。

闻王昌龄左迁龙标

杨花落尽子规啼
闻道龙标过五溪
我寄愁心与明月
随风直到夜郎西

闻王昌龄左迁龙标（唐·李白）
杨花落尽子规啼，闻道龙标过五溪。
我寄愁心与明月，随风直到夜郎西。

峨眉山月歌

峨眉山月半輪秋
影入平羌江水流
夜發清溪向三峽
思君不見下渝州

渭城曲

渭城朝雨浥輕塵
客舍青青柳色新
勸君更盡一盃酒
西出陽關無故人

峨眉山月歌（唐·李白）
峨眉山月半轮秋，影入平羌江水流。
夜发清溪向三峡，思君不见下渝州。

渭城曲（唐·王维）
渭城朝雨浥轻尘，客舍青青柳色新。
劝君更尽一杯酒，西出阳关无故人。

九月九日憶山東兄弟

獨在異鄉為異客
每逢佳節倍思親
遥知兄弟登高處
遍插茱萸少一人

芙蓉樓送辛漸

寒雨連江夜入吴
平明送客楚山孤
洛陽親友如相問
一片冰心在玉壺

九月九日忆山东兄弟（唐·王维）
独在异乡为异客，每逢佳节倍思亲。
遥知兄弟登高处，遍插茱萸少一人。

芙蓉楼送辛渐（唐·王昌龄）
寒雨连江夜入吴，平明送客楚山孤。
洛阳亲友如相问，一片冰心在玉壶。

採蓮曲

荷葉羅裙一色裁
芙蓉向脸兩邊開
亂入池中看不見
聞歌始覺有人来

采莲曲（唐・王昌龄）
荷叶罗裙一色裁，芙蓉向脸两边开。
乱入池中看不见，闻歌始觉有人来。

出塞

秦時明月漢時關
萬里長征人未還
但使龍城飛將在
不教胡馬度陰山

出塞（唐・王昌龄）
秦时明月汉时关，万里长征人未还。
但使龙城飞将在，不教胡马度阴山。

從軍行

青海長雲暗雪山
孤城遙望玉門關
黃沙百戰穿金甲
不破樓蘭終不還

凉州词

葡萄美酒夜光杯
欲飲琵琶馬上催
醉卧沙場君莫笑
古来征戰幾人回

从军行（唐·王昌龄）
青海长云暗雪山，孤城遥望玉门关。
黄沙百战穿金甲，不破楼兰终不还。

凉州词（唐·王翰）
葡萄美酒夜光杯，欲饮琵琶马上催。
醉卧沙场君莫笑，古来征战几人回？

桃花溪

隐隐飛橋隔野煙
石磯西畔問漁船
桃花盡日随流水
洞在清溪何處邊

涼州词

黄河遠上白雲間
一片孤城萬仞山
羌笛何須怨楊柳
春風不度玉門關

桃花溪（唐・张旭）
隐隐飞桥隔野烟，石矶西畔问渔船：
桃花尽日随流水，洞在清溪何处边？

凉州词（唐・王之涣）
黄河远上白云间，一片孤城万仞山。
羌笛何须怨杨柳，春风不度玉门关。

回鄉偶書

少小離家老大回
鄉音無改鬢毛衰
兒童相見不相識
笑問客從何處來

詠柳

碧玉妝成一樹高
萬條垂下綠絲縧
不知細葉誰裁出
二月春風似剪刀

回乡偶书（唐·贺知章）

少小离家老大回，乡音无改鬓毛衰。
儿童相见不相识，笑问客从何处来。

咏 柳（唐·贺知章）

碧玉妆成一树高，万条垂下绿丝绦。
不知细叶谁裁出，二月春风似剪刀。

贈內人

禁門宮樹月痕過
媚眼唯看宿鷺窠
斜拔玉釵燈影畔
剔開紅焰救飛蛾

宫词

寂寂花時閉院門
美人相並立瓊軒
含情欲說宮中事
鸚鵡前頭不敢言

赠内人（唐・张祜）

禁门宫树月痕过，媚眼唯看宿鹭窠。
斜拔玉钗灯影畔，剔开红焰救飞蛾。

宫　词（唐・朱庆馀）

寂寂花时闭院门，美人相并立琼轩。
含情欲说宫中事，鹦鹉前头不敢言。

近試上張籍水部

洞房昨夜停紅燭
待曉堂前拜舅姑
妝罷低聲問夫婿
畫眉深淺入時無

潤州聽暮角

江城吹角水茫茫
曲引邊聲怨思長
驚起暮天沙上雁
海門斜去兩三行

近试上张籍水部（唐·朱庆馀）
洞房昨夜停红烛，待晓堂前拜舅姑。
妆罢低声问夫婿：画眉深浅入时无？

润州听暮角（唐·李涉）
江城吹角水茫茫，曲引边声怨思长。
惊起暮天沙上雁，海门斜去两三行。

過華清宮

長安回望繡成堆
山頂千門次第開
一騎紅塵妃子笑
無人知是荔枝來

赤壁

折戟沉沙鐵未銷
自將磨洗認前朝
東風不與周郎便
銅雀春深鎖二喬

过华清宫（唐·杜牧）
长安回望绣成堆，山顶千门次第开。
一骑红尘妃子笑，无人知是荔枝来。

赤　壁（唐·杜牧）
折戟沉沙铁未销，自将磨洗认前朝。
东风不与周郎便，铜雀春深锁二乔。

泊秦淮

煙	籠	寒	水	月	籠	沙
夜	泊	秦	淮	近	酒	家
商	女	不	知	亡	國	恨
隔	江	猶	唱	後	庭	花

寄揚州韓綽判官

青	山	隐	隐	水	迢	迢
秋	盡	江	南	草	未	凋
二	十	四	橋	明	月	夜
玉	人	何	處	教	吹	簫

泊秦淮（唐·杜牧）

烟笼寒水月笼沙，夜泊秦淮近酒家。

商女不知亡国恨，隔江犹唱『后庭花』。

寄扬州韩绰判官（唐·杜牧）

青山隐隐水迢迢，秋尽江南草未凋。

二十四桥明月夜，玉人何处教吹箫？

遣懷

落魄江湖載酒行
楚腰纖細掌中輕
十年一覺揚州夢
贏得青樓薄幸名

秋夕

銀燭秋光冷畫屏
輕羅小扇撲流螢
天階夜色涼如水
坐看牽牛織女星

遣 怀（唐·杜牧）

落魄江湖载酒行，楚腰纤细掌中轻。
十年一觉扬州梦，赢得青楼薄幸名。

秋 夕（唐·杜牧）

银烛秋光冷画屏，轻罗小扇扑流萤。
天阶夜色凉如水，坐看牵牛织女星。

金谷園

繁華事散逐香塵
流水無情草自春
日暮東風怨啼鳥
落花猶似墜樓人

瑶瑟怨

冰簟銀床夢不成
碧天如水夜雲輕
雁聲遠過瀟湘去
十二楼中月自明

金谷园（唐·杜牧）
繁华事散逐香尘，流水无情草自春。
日暮东风怨啼鸟，落花犹似坠楼人。

瑶瑟怨（唐·温庭筠）
冰簟银床梦不成，碧天如水夜云轻。
雁声远过潇湘去，十二楼中月自明。

楊柳枝一

宜春苑外最長條
閑裊春風伴舞腰
正是玉人腸斷處
一渠春水赤闌橋

楊柳枝二

織錦機邊鶯語頻
停梭垂淚憶征人
塞門三月猶蕭索
縱有垂楊未覺春

杨柳枝一（唐·温庭筠）

宜春苑外最长条，闲袅春风伴舞腰。
正是玉人肠断处，一渠春水赤阑桥。

杨柳枝二（唐·温庭筠）

织锦机边莺语频，停梭垂泪忆征人。
塞门三月犹萧索，纵有垂杨未觉春。

賈生

宣室求賢訪逐臣
賈生才調更無倫
可憐夜半虛前席
不問蒼生問鬼神

嫦娥

雲母屏風燭影深
長河漸落曉星沉
嫦娥應悔偷靈藥
碧海青天夜夜心

贾 生（唐·李商隐）

宣室求贤访逐臣，贾生才调更无伦。
可怜夜半虚前席，不问苍生问鬼神。

嫦 娥（唐·李商隐）

云母屏风烛影深，长河渐落晓星沉。
嫦娥应悔偷灵药，碧海青天夜夜心。

霜　月（唐·李商隐）
初闻征雁已无蝉，百尺楼高水接天。
青女素娥俱耐冷，月中霜里斗婵娟。

霜月

蟬垂已雁征聞初
天接水高樓尺百
冷耐俱娥素女青
娟嬋斗里霜中月

寄　怀（唐·李商隐）
竹坞无尘水槛清，相思迢递隔重城。
秋阴不散霜飞晚，留得枯荷听雨声。

寄懷

清檻水塵無塢竹
城重隔遞迢思相
晚飛霜散不陰秋
聲雨聽荷枯得留

華清宮之一

草遮回磴絶鳴鸞
雲樹深深碧殿寒
明月自来還自去
更無人倚玉闌干

华清宫之一（唐·崔橹）

草遮回磴绝鸣鸾，云树深深碧殿寒。
明月自来还自去，更无人倚玉阑干。

華清宮之二

門横金鎖悄無人
落日秋聲渭水濱
紅葉下山寒寂寂
濕雲如夢雨如塵

华清宫之二（唐·崔橹）

门横金锁悄无人，落日秋声渭水滨。
红叶下山寒寂寂，湿云如梦雨如尘。

和袭美春夕酒醒

湖江傍事無年幾
壚酒舊公黄倒醉
上月明知不後覺
扶人倩影花身滿

和袭美春夕酒醒（唐·陆龟蒙）
几年无事傍江湖，醉倒黄公旧酒垆。
觉后不知明月上，满身花影倩人扶。

懷宛陵舊遊

遊年昔地佳陽陵
樓白李山青朓謝
思上溪斜日有唯
流春落影風旗酒

怀宛陵旧游（唐·陆龟蒙）
陵阳佳地昔年游，谢朓青山李白楼。
唯有日斜溪上思，酒旗风影落春流。

己亥歲

澤國江山入戰圖
生民何計樂樵蘇
憑君莫話封侯事
一将功成萬骨枯

焚書坑

竹帛煙銷帝業虛
關河空鎖祖龍居
坑灰未冷山東亂
劉項原来不讀書

己亥岁（唐·曹松）

泽国江山入战图，生民何计乐樵苏。
凭君莫话封侯事，一将功成万骨枯。

焚书坑（唐·章碣）

竹帛烟销帝业虚，关河空锁祖龙居。
坑灰未冷山东乱，刘项原来不读书。

古離别

晴煙漠漠柳毿毿
不那離情酒半酣
更把玉鞭雲外指
斷腸春色在江南

深院

鵝兒唼喋梔黄嘴
鳳子輕盈膩粉腰
深院下簾人晝寢
紅薔薇架碧芭蕉

古离别（唐·韦庄）
晴烟漠漠柳毵毵，不那离情酒半酣。
更把玉鞭云外指，断肠春色在江南。

深院（唐·韩偓）
鹅儿唼喋栀黄嘴，凤子轻盈腻粉腰。
深院下帘人昼寝，红蔷薇架碧芭蕉。

寄人

别夢依依到謝家
小廊回合曲闌斜
多情祇有春庭月
猶為離人照落花

隴西行

誓掃匈奴不顧身
五千貂錦喪胡塵
可憐無定河邊骨
猶是春閨夢里人

寄　人（唐·张泌）

别梦依依到谢家，小廊回合曲阑斜。
多情只有春庭月，犹为离人照落花。

陇西行（唐·陈陶）

誓扫匈奴不顾身，五千貂锦丧胡尘。
可怜无定河边骨，犹是春闺梦里人。

遊園不值

應憐屐齒印蒼苔
小扣柴扉久不開
春色滿園關不住
一枝紅杏出墻来

游园不值（宋・叶绍翁）
应怜屐齿印苍苔，小扣柴扉久不开。
春色满园关不住，一枝红杏出墙来。

和樂天《春詞》

新妆宜面下朱楼
深鎖春光一院愁
行到中庭數花朵
蜻蜓飛上玉搔頭

和乐天《春词》（唐・刘禹锡）
新妆宜面下朱楼，深锁春光一院愁。
行到中庭数花朵，蜻蜓飞上玉搔头。

春思

草色青青柳色黄
桃花歷亂李花香
東風不為吹愁去
春日偏能惹恨長

閨怨

閨中少婦不曾愁
春日凝妝上翠樓
忽見陌頭楊柳色
悔教夫婿覓封侯

春　思（唐·贾至）

草色青青柳色黄，桃花历乱李花香。
东风不为吹愁去，春日偏能惹恨长。

闺　怨（唐·王昌龄）

闺中少妇不曾愁，春日凝妆上翠楼。
忽见陌头杨柳色，悔教夫婿觅封侯。

夜坐

春夜沉沉燈影明
捲書几坐忽三更
不知船外風多少
但聽滿江波浪聲

春怨

紗窗日落漸黃昏
金屋無人見淚痕
寂寞空庭春欲晚
梨花滿地不開門

夜坐（唐·李绸）
春夜沉沉灯影明，卷书几坐忽三更。
不知船外风多少，但听满江波浪声。

春怨（唐·刘方平）
纱窗日落渐黄昏，金屋无人见泪痕。
寂寞空庭春欲晚，梨花满地不开门。

清平调

雲想衣裳花想容
春風拂檻露華濃
若非群玉山頭見
會向瑤臺月下逢

清平调（唐·李白）

云想衣裳花想容，春风拂槛露华浓。
若非群玉山头见，会向瑶台月下逢。

為有

為有雲屏無限嬌
鳳城寒盡怕春宵
無端嫁得金龜婿
辜負香衾事早朝

为 有（唐·李商隐）

为有云屏无限娇，凤城寒尽怕春宵。
无端嫁得金龟婿，辜负香衾事早朝。

春日晚望

屋角風微煙霧霏
柳絲無力杏花肥
朦朧數點斜陽里
應是呢喃燕子歸

春日晚望（唐·左纬）
屋角风微烟雾霏，柳丝无力杏花肥。
朦胧数点斜阳里，应是呢喃燕子归。

山房春事

梁園日暮亂飛鴉
極目蕭條三兩家
庭樹不知人去盡
春来還發舊時花

山房春事（唐·岑参）
梁园日暮乱飞鸦，极目萧条三两家。
庭树不知人去尽，春来还发旧时花。

入杭

曹	江	白	酒	樊	江	飯
處	處	當	年	客	似	家
垂	老	重	來	舊	相	識
春	風	只	有	野	桃	花

入　杭（唐·戴表元）

曹江白酒樊江饭，处处当年客似家。
垂老重来旧相识，春风只有野桃花。

春日

一	夕	輕	雷	落	萬	絲
霽	光	浮	瓦	碧	參	差
有	情	芍	藥	含	春	淚
無	力	薔	薇	卧	曉	枝

春　日（宋·秦观）

一夕轻雷落万丝，霁光浮瓦碧参差。
有情芍药含春泪，无力蔷薇卧晓枝。

春郊晚行

西	沉	日	淡	淡	煙	村
堤	拍	水	陰	陰	柳	岸
急	樹	吹	風	晚	上	江
啼	鴣	鷓	地	滿	紅	落

春郊晚行（宋·何基）

村烟淡淡日沉西，岸柳阴阴水拍堤。
江上晚风吹树急，落红满地鹧鸪啼。

春游亭樂豐

斜	欲	日	山	青	樹	紅
涯	無	緑	色	草	郊	長
老	將	春	管	不	人	遊
花	落	踏	前	亭	往	来

丰乐亭游春（宋·欧阳修）

红树青山日欲斜，长郊草色绿无涯。
游人不管春将老，来往亭前踏落花。

淮中晚泊犢頭

春陽垂野草青青
時有幽花一樹明
晚泊孤舟古祠下
滿川風雨看潮生

鄉思

人言落日是天涯
望極天涯不見家
已恨碧山相阻隔
碧山還被暮雲遮

淮中晚泊犊头（宋·苏舜钦）
春阳垂野草青青，时有幽花一树明。
晚泊孤舟古祠下，满川风雨看潮生。

乡　思（宋·李开觐）
人言落日是天涯，望极天涯不见家。
已恨碧山相阻隔，碧山还被暮云遮。

碧湘门（宋·陶弼）

城中烟树绿波漫，几万楼台树影间。
天阔鸟行疑没草，地卑江势欲沉山。

碧湘門

漫波绿樹煙中城
間影樹臺樓萬幾
草没疑行鳥闊天
山沉欲勢江卑地

元日（宋·王安石）

爆竹声中一岁除，春风送暖入屠苏。
千门万户曈曈日，总把新桃换旧符。

元日

除歲一中聲竹爆
蘇屠入暖送風春
日曈曈户萬門千
符舊換桃新把総

書湖陰先生壁

茅檐長掃靜無苔
花木成畦手自栽
一水護田將緑繞
兩山排闥送青來

泊船瓜洲

京口瓜洲一水間
鍾山只隔數重山
春風又緑江南岸
明月何時照我還

书湖阴先生壁（宋·王安石）

茅檐长扫静无苔，花木成畦手自栽。
一水护田将绿绕，两山排闼送青来。

泊船瓜洲（宋·王安石）

京口瓜洲一水间，钟山只隔数重山。
春风又绿江南岸，明月何时照我还？

望湖楼醉书（宋·苏轼）
黑云翻墨未遮山，白雨跳珠乱入船。
卷地风来忽吹散，望湖楼下水如天。

饮湖上，初晴后雨（宋·苏轼）
水光潋滟晴方好，山色空蒙雨亦奇。
欲把西湖比西子，淡妆浓抹总相宜。

望湖樓醉書

黑	雲	翻	墨	未	遮	山
白	雨	跳	珠	亂	入	船
捲	地	風	来	忽	吹	散
望	湖	樓	下	水	如	天

飲湖上，初晴後雨

水	光	瀲	灧	晴	方	好
山	色	空	蒙	雨	亦	奇
欲	把	西	湖	比	西	子
淡	妝	濃	抹	総	相	宜

贈劉景文

荷盡已無擎雨蓋
菊殘猶有傲霜枝
一年好景君須記
最是橙黃橘綠時

題西林壁

橫看成嶺側成峰
遠近高低各不同
不識廬山真面目
祇緣身在此山中

赠刘景文（宋·苏轼）

荷尽已无擎雨盖，菊残犹有傲霜枝。
一年好景君须记，最是橙黄橘绿时。

题西林壁（宋·苏轼）

横看成岭侧成峰，远近高低各不同。
不识庐山真面目，只缘身在此山中。

惠崇春江晚景

竹	外	桃	花	三	两	枝
春	江	水	暖	鸭	先	知
蔞	蒿	滿	地	蘆	芽	短
正	是	河	豚	欲	上	時

海棠

東	風	裊	裊	泛	崇	光
香	霧	空	濛	月	轉	廊
衹	恐	夜	深	花	睡	去
故	燒	高	燭	照	紅	妝

惠崇春江晚景（宋·苏轼）

竹外桃花三两枝，春江水暖鸭先知。
蒌蒿满地芦芽短，正是河豚欲上时。

海　棠（宋·苏轼）

东风袅袅泛崇光，香雾空蒙月转廊。
只恐夜深花睡去，故烧高烛照红妆。

泗州東城晚望

渺渺孤城白水環
舳艫人語夕霏間
林梢一抹青如畫
應是淮流轉處山

泗州东城晚望（宋·秦观）
渺渺孤城白水环，舳舻人语夕霏间。
林梢一抹青如画，应是淮流转处山。

十七日觀潮

漫漫平沙走白虹
瑤臺失手玉杯空
晴天搖動清江底
晚日浮沉急浪中

十七日观潮（宋·秦观）
漫漫平沙走白虹，瑶台失手玉杯空。
晴天摇动清江底，晚日浮沉急浪中。

春遊湖

雙飛燕子幾時回
夾岸桃花蘸水開
春雨斷橋人不度
小舟撐出柳陰來

春游湖（宋·徐俯）
双飞燕子几时回？夹岸桃花蘸水开。
春雨断桥人不度，小舟撑出柳阴来。

病牛

耕犁千畝實千箱
力盡筋疲誰復傷
但得衆生皆得飽
不辭羸病卧殘陽

病　牛（宋·李纲）
耕犁千亩实千箱，力尽筋疲谁复伤？
但得众生皆得饱，不辞羸病卧残阳。

后　记

用硬笔来书写“启功体书法”，是我多年来的夙愿，只是当我翻看这套刚写完的书稿时，觉得有一点遗憾：如果能在启功先生在世的时候，设法拜见先生，或者亲聆先生的教诲，那么我笔下的“启功体”就可能会更加“忠实”于先生，这本书也就会更加名副其实了。

确实，未能得见启功先生一直是我长留心底的遗憾，以至于曾有多次在梦中得到启功先生指点的栩栩如生的经历。我不知道这是不是心诚则灵的结果。不过我想，这梦境也可以算是一种经历的。而这种经历也就成了我研究启功先生书法的精神上的动力之一。

自从把启功书法作为我一生的研究项目以来，我常常感觉到有一种责任，那就是要更加努力地把启功先生的书法的精髓发扬光大，并进一步研究启功书法的美学思想和理论体系。这本关于启功体硬笔书法技法的小书，一定存在不少问题，在此，我恳切地希望得到广大读者的批评意见。

文阿禅

二〇〇六年十一月于广州